K. M. Peters ▌ D. P. König (Hrsg.) ▐ **Fortbildung Osteologie 2**

KLAUS M. PETERS DIETMAR P. KÖNIG (Hrsg.)

Fortbildung OSTEOLOGIE 2

MIT 65 ABBILDUNGEN IN 88 EINZELDARSTELLUNGEN
UND 17 TABELLEN

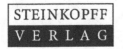

STEINKOPFF
VERLAG

Prof. Dr. med. Klaus M. Peters
Rhein-Sieg-Klinik, Abteilung für Orthopädie und Osteologie
Höhenstraße 30, 51588 Nümbrecht

Prof. Dr. med. Dietmar P. König
Rheinische Klinik für Orthopädie
Horionstr. 2, 41749 Viersen

ISBN 978-3-7985-1824-7 Steinkopff Verlag

Bibliografische Information Der Deutschen Nationalbibliothek
Die Deutsche Nationalbibliothek verzeichnet diese Publikation in der Deutschen Nationalbibliografie;
detaillierte bibliografische Daten sind im Internet über http://dnb.d-nb.de abrufbar.

Steinkopff Verlag
ein Unternehmen von Springer Science+Business Media

www.steinkopff.com

© Steinkopff Verlag 2008
Printed in Germany

Planung und Redaktion: Dr. med. Gertrud Volkert, Petra Elster

Herstellung: K. Schwind

Umschlaggestaltung: Erich Kirchner, Heidelberg, unter Verwendung des Kupferstichs ‚Squelette de l'Hercule Farnese‘,
Paris 1755 (Sammlung G. Volkert)

Satz: K + V Fotosatz GmbH, Beerfelden
Druck und Bindung: Stürtz GmbH, Würzburg

SPIN 12237630   105/7231-5 4 3 2 1 0 – Gedruckt auf säurefreiem Papier

■ Vorwort

Die Osteologie entwickelt sich als interdisziplinäres Fach derzeit rasant fort. Motor für diesen Prozess ist der Dachverband Osteologie (DVO), der Zusammenschluss der deutschsprachigen wissenschaftlichen Gesellschaften für Osteologie. Unter seiner Federführung entstanden S3-Leitlinien für die Prophylaxe, Diagnostik und Therapie der Osteoporose, der wichtigsten osteologischen Krankheit. Diese Leitlinien finden inzwischen weit über die deutschen Grenzen hinaus Beachtung. Mehr als 1800 Ärzte haben sich bisher zum Osteologen DVO zertifizieren lassen. Derzeit entstehen in Facharztpraxen und Kliniken osteologische Schwerpunktzentren DVO und osteologische Netzwerke formieren sich, junge Fachärzte entdecken ihr Interesse an der Osteologie. Die vom DVO veranstalteten jährlichen Osteologie-Kongresse haben die 1000-Teilnehmerschwelle längst überschritten.

Für dieses Heer qualifizierter osteologisch tätiger Ärzte ist ein breit gefächertes Fortbildungsspektrum entstanden. Auf Basis der regelmäßig stattfindenden Seminare der Sektion Osteologie der Deutschen Gesellschaft für Orthopädie und Orthopädische Chirurgie (DGOOC) wurde die Buchreihe „Fortbildung Osteologie" konzipiert, die sich zum Ziel gesetzt hat, nicht nur osteologische Krankheitsgruppen übersichtlich und kurz gefasst darzustellen, sondern auch neueste osteologische Forschungsergebnisse verständlich und interessant zu präsentieren.

Nach Band 1 im Jahr 2006 freuen wir uns, jetzt Band 2 präsentieren zu dürfen.

Nümbrecht und Viersen, im Mai 2008

KLAUS M. PETERS
DIETMAR P. KÖNIG

▌ Inhaltsverzeichnis

4 Knochen-Implantat-Interface:
Bessere Prothesenstandzeit durch Beschichtung?

∎ Autorenverzeichnis

Priv.-Doz. Dr. med. BERND BAUMANN
Orthopädisches Zentrum
für muskuloskelettale Forschung
Orthopädische Universitätsklinik
König-Ludwig-Haus
Brettreichstraße 11
97074 Würzburg

Dr. med. CHRISTOPH BERTRAM
Orthopädie an der Alster
Hudtwalcker Straße 2–8
22299 Hamburg

Dr. rer. nat. WOLFGANG BRAUN
Lehrstuhl für Funktionswerkstoffe
der Medizin und Zahnheilkunde
ZMK-Klinik
Universitätsklinikum Würzburg
Pleischerwall 2
97070 Würzburg

Dr. rer. nat. PETER DRECHSLER
Lehrstuhl für Funktionswerkstoffe
der Medizin und Zahnheilkunde
ZMK-Klinik
Universitätsklinikum Würzburg
Pleischerwall 2
97070 Würzburg

Dr. med. W. DRESCHER
Orthopädische Universitätsklinik
Friedrichsheim
Marienburgstraße 2
60528 Frankfurt a. Main

Prof. Dr. med. JOCHEN EULERT
Orthopädisches Zentrum
für muskuloskelettale Forschung
Orthopädische Universitätsklinik
König-Ludwig-Haus
Brettreichstraße 11
97074 Würzburg

Dr. med. MARIAN E. FRITZEN
Orthopädische Abteilung
St. Marien-Hospital Hamm
Nassauerstraße 13–19
59065 Hamm

Priv.-Doz. Dr. med. RENÉE FUHRMANN
Orthopädische Klinik
Rudolf-Elle-Krankenhaus
Lehrstuhl für Orthopädie
der Friedrich-Schiller-Universität Jena
Klosterlausnitzer Straße 81
07607 Eisenberg

Prof. Dr. med. R. H. W. FUNK
Medizinische Fakultät Carl Gustav Carus
Technische Universität Dresden
Institut für Anatomie
Fetscherstraße 74
01307 Dresden

Dipl.-Chem. K. HEIDEL
Medizinische Fakultät Carl Gustav Carus
Technische Universität Dresden
Institut für Anatomie
Fetscherstraße 74
01307 Dresden

Prof. Dr. med. CHRISTIAN HENDRICH
Klinik für Orthopädie
Schloss Werneck
Balthasar-Neumann-Platz 1
97440 Werneck

Dr. med. AKIF INCE
Klinik für Hand-, Unfall-
und Wiederherstellungschirurgie
Asklepios-Klinik Altona
Paul-Ehrlich-Straße 1
22763 Hamburg

Prof. Dr. med. BERND KLOSTERHALFEN
Institut für Pathologie
Städtische Krankenanstalten Düren
Roonstraße 30
52351 Düren

Prof. Dr. med. DIETMAR P. KÖNIG
Rheinische Klinik für Orthopädie
Horionstraße 2
41749 Viersen

Prof. Dr. med. ANDREAS A. KURTH
Orthopädische Universitätsklinik
Friedrichsheim
Marienburgstraße 2
60528 Frankfurt a. Main

Dr.-Ing. FRANK LAYHER
Abteilung für Biomechanik
Rudolf-Elle-Krankenhaus
Lehrstuhl für Orthopädie
der Friedrich-Schiller-Universität Jena
Klosterlausnitzer Straße 81
07607 Eisenberg

Prof. Dr. med. JOCHEN F. LÖHR
Endoklinik
Holstenstraße 2
22767 Hamburg

Dr. med. JÖRN W.-P. MICHAEL
Klinik und Poliklinik für Orthopädie
Universität zu Köln
Joseph-Stelzmann-Straße 24
50931 Köln

Priv.-Doz. Dr. rer. nat. THOMAS K. MONSEES
Medizinische Fakultät Carl Gustav Carus
Technische Universität Dresden
Institut für Anatomie
Fetscherstraße 74
01307 Dresden

Priv.-Doz. Dr. med. CHRISTOPHER NIETHARD
Orthopädische Gemeinschaftspraxis
Liecker Straße 23
52525 Heinsberg

Prof. Dr. med. HANS-JÜRGEN PESCH
Institut für Pathologie
Friedrich-Alexander-Universität
Krankenhausstraße 8 – 10
91054 Erlangen

Prof. Dr. med. KLAUS M. PETERS
Abteilung für Orthopädie und Osteologie
Rhein-Sieg-Klinik
Höhenstraße 30
51588 Nümbrecht

Prof. Dr. med. CHRISTOF P. RADER
Klinik für Orthopädie und Unfallchirurgie
St. Franziskus-Hospital
Schönsteinstraße 63
50825 Köln

Dr. med. STEFAN RADKE
Orthopädische Abteilung
Rotkreuz-Klinikum München
Nymphenburger Straße 163
80634 München

Priv.-Doz. Dr. med. ANDREAS ROTH
Orthopädische Klinik
Rudolf-Elle-Krankenhaus
Lehrstuhl für Orthopädie
der Friedrich-Schiller-Universität Jena
Klosterlausnitzer Straße 81
07607 Eisenberg

Dr.-Ing. KLAUS SANDER
Abteilung für Biomechanik
Rudolf-Elle-Krankenhaus
Lehrstuhl für Orthopädie
der Friedrich-Schiller-Universität Jena
Klosterlausnitzer Straße 81
07607 Eisenberg

Dr. med. NORBERT SCHÜTZE
Orthopädisches Zentrum
für muskuloskelettale Forschung
Orthopädische Universitätsklinik
König-Ludwig-Haus
Brettreichstraße 11
97074 Würzburg

Dr. med. THOMAS STERNER
Klinik für Orthopädie und Unfallchirurgie
St. Franziskus-Hospital
Schönsteinstraße 63
50825 Köln

Prof. Dr.-Ing. ROGER THULL
Lehrstuhl für Funktionswerkstoffe
der Medizin und Zahnheilkunde
ZMK-Klinik
Universitätsklinikum Würzburg
Pleischerwall 2
97070 Würzburg

1 Aseptische Knochennekrosen

Pathophysiologie der nicht-traumatischen Knochennekrosen: aktueller Kenntnisstand

A. ROTH, R. FUHRMANN

Einleitung

Mit dem Begriff aseptische Knochennekrose wird der frühzeitige Tod des Knochens mit Schädigung seiner Architektur sowie seiner Zerstörung beschrieben. Synonyme für diesen Begriff sind Osteonekrose, avaskuläre Nekrose, ischämische Nekrose, subchondrale avaskuläre Nekrose und Osteochondrosis dissecans. Als wesentliche Ursache für eine aseptische Knochennekrose gilt die Unterbrechung der Gefäßversorgung. Diese jedoch kann durch eine Vielzahl von Mechanismen hervorgerufen werden.

Osteonekrosen sind zum größten Teil Folge eines Traumas, welches eine Störung der lokalen Durchblutung zu Folge hat. Die Entstehung der nicht-traumatischen Osteonekrose wird heute vor allem als ein komplexes, multifaktorielles Geschehen mit verschiedenen prädisponierenden Faktoren betrachtet. Obwohl für eine Reihe von nicht-traumatischen Osteonekrosen die Ätiologie bekannt scheint, bleibt oft die tatsächliche Ursache verborgen oder nicht eindeutig geklärt.

Nicht-traumatische Osteonekrosen sind gekoppelt an den Gebrauch von Corticosteroiden, Alkoholismus, Infektionen, hyperbaren Ereignissen, Speicherkrankheiten, den Markraum infiltrierende Erkrankungen, Koagulopathien und einige Autoimmunerkrankungen. Dabei scheinen Gefäßstörungen, Knochen- und Zelltod sowie ein gestörter Reparaturmechanismus des Knochens als primäres Ereignis eine Rolle zu spielen [3].

Wie häufig die nicht-traumatischen Osteonekrosen vorkommen, ist nicht genau bekannt. Sie treten bei verschiedenen Erkrankungen sowie unter bestimmten Bedingungen mit einer gewissen Regelmäßigkeit auf (dysbarische Osteonekrosen, systemischer Lupus erythematodes, entzündliche Darmerkrankungen, Morbus Gaucher, Organtransplantatempfänger). Weitere Faktoren, die zur Osteonekrose beitragen, sind endotoxische Reaktionen (Meningokokken, Haemophilus, Zytomegalie, Hepatitis, Röteln, Varizellen, HIV), Hypersensibilitätsreaktionen (anaphylaktischer Schock, subklinische Transfusionsunfälle, Immunkomplexe), Schwangerschaft, Neurotraumen, Malignome (Chemotherapie) und Radiatio. Bei der Epiphyseolysis capitis femoris und bei der kongenitalen Hüftdysplasie kann hingegen eine aseptische Osteonekrose bereits durch eine mechanische Unterbrechung der Blutversorgung hervorgerufen werden [35].

Allgemeine Pathomechanismen

Auch wenn sich die Krankheitsbilder, bei denen eine Osteonekrose auftreten kann, unterscheiden, scheint eine grundlegende und immer wieder zu findende Gemeinsamkeit im Pathomechanismus eine Koagulopathie zu sein, die mit Thrombosen und Blutungen einhergeht und zu einer Minderversorgung und letztlich zum Absterben des Knochens führt [25]. Wichtig sind auch Störungen des Fettstoffwechsels, die vor allem bei den Steroiden und beim Alkohol als Ursache der aseptischen Osteonekrose eine Rolle spielen (Abb. 1.1).

Weitere diskutierte Pathomechanismen sind Heilungsprozesse, ein erhöhter intrakortikaler Druck, die Hemmung der Angiogenese, intramedulläre Blutungen, mechanische Überlastung und der primäre Zelltod [3].

Koagulopathien

Gerinnungsstörungen sind eine wesentliche nicht-traumatische Ursache der Osteonekrose. Sie führen zu einer Störung der intraossären Mikrozirkulation. Die intravasale Gerinnung mit venösem Verschluss beginnt in Form eines Fibringerinnsels in den Kapillaren oder in den Sinusoiden der intraossären Mikrozirkulation und entwickelt sich zu einer generalisierten venösen Thrombose, seltener zu einem retrograden arteriellen Verschluss. Sie bedingt eine venöse Hypertension und den hypoxischen Tod der Osteozyten.

Gerinnungsstörungen haben allerdings gewöhnlich ihren Ursprung in anderen ätiologischen Risikofaktoren [24]. Ursachen für eine

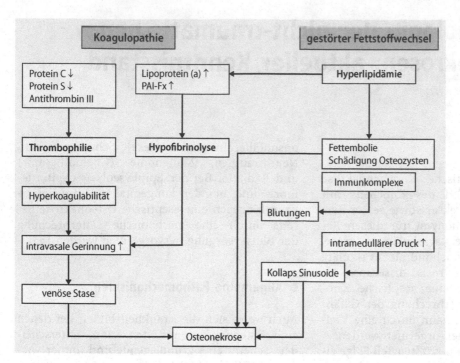

Abb. 1.1. Schematische Darstellung einiger wichtiger Pathomechanismen, die zur aseptischen Knochennekrose führen (PAI-Fx Plasminogenaktivator-Inhibitor).

vermehrte intravasale Gerinnung können sein: familiäre Thrombophilie, Hyperlipidämie, Fettembolie, hypersensitive Reaktionen, Abstoßungsreaktionen von Organen, andere postthrombotische oder hyperfibrinolytische Krankheiten. Biologische sowie chemische Substanzen können ebenfalls zu einer disseminierten intravasalen Gerinnung führen. Dazu gehören bakterielle Endotoxine, proteolytische Enzyme, Tumornekrosefaktor, Antiphospholipid-Antikörper und Immunkomplexe. Des Weiteren führen Hyperviskosität, Hyperfibrinogenämie, Polyzythämie, Thrombozytose, Prothrombingenmutationen, Hyperhomozysteinämie und andere Faktoren zu einer Thrombogenese [15, 38].

Als wichtigste ursächliche Faktoren werden sowohl die Thrombophilie als auch die Hypofibrinolyse mit der Osteonekrose in Verbindung gebracht. Hypofibrinolyse und Thrombophilie können getrennt, aber auch gemeinsam auftreten.

Die Thrombophilie geht mit einer Hyperkoagulabilität und erhöhten Thrombosebereitschaft einher. Sie wird durch niedrige Spiegel an Protein C, Protein S, Antithrombin III, Hyperhomozysteinämie oder eine Resistenz gegenüber aktiviertem Protein C (Faktor-V-Leiden-Mutation), einem antithrombotischen Protein, verursacht. Die intravaskuläre Gerinnung

mit Fibrinthromben infolge einer Hyperkoagulabilität beginnt in den Kapillaren und Sinusoiden der intraossären Mikrozirkulation. Die Thrombophilie soll auch eine Rolle beim Morbus Legg-Calvé-Perthes spielen.

Eine venöse Thrombose in den abführenden Gefäßen des Markraums kommt häufig dann vor, wenn gleichzeitig eine Hypofibrinolyse besteht. Sie geht mit einer Minderung der Fähigkeit zur Thrombolyse einher. Die Hypofibrinolyse wird durch erhöhte Spiegel an Lipoprotein (a), Plasminogenaktivator-Inhibitor oder beide hervorgerufen. Die Hypofibrinolyse, die durch einen erhöhten Spiegel von Plasminogenaktivator-Inhibitor hervorgerufen wird, soll eine häufige Ursache für die idiopathische Osteonekrose sein. Hingegen spielen erhöhte Spiegel an Lipoprotein (a) eher eine Rolle in der Ätiologie der sekundären Osteonekrosen.

Gestörter Fettstoffwechsel

Ein gestörter Lipidstoffwechsel führt über unterschiedliche Mechanismen ebenfalls zu einer Osteonekrose. Störungen des Lipidstoffwechsels als Ursache der Osteonekrose wurden durch Studien an Patienten mit Osteonekrose und tierexperimentelle Arbeiten untermauert, bei denen erhöhte Spiegel für Triglyceride, Cholesterol, Lipoproteine und Harnsäure gefunden wurden [29, 33].

So kommt es infolge einer Hyperlipidämie zu einem Anstieg der Fette in den Adipozyten im Femurkopf mit Zunahme des intramedullären Drucks und Kollaps der Sinusoide [20, 22, 40, 41]. Fettembolien in der arteriellen Endstrombahn mit sekundärer Beeinträchtigung der Blutversorgung werden als weitere Ursachen der Osteonekrose betrachtet. Hierbei soll es zudem durch Ablagerung von Immunkomplexen zu einer Blutung der Arteriolen kommen [23, 24].

Die Lipidämie hemmt die Fibrinolyse und die niedrigmolekularen Lipoproteine beeinflussen zusätzlich die Freisetzung von Plasminogenaktivator-Inhibitor. Erhöhte Triglyceridspiegel signalisieren eine raschere Progredienz des Kollapses bei Osteonekrose des Femurkopfs. Die Hypercholesterinämie scheint mit einem erhöhten Osteonekroserisiko (am Femurkopf) verbunden zu sein, wobei eine Steigerung des lokalen Cholesterolgehalts im betroffenen Knochenabschnitt bei Osteonekrosen des Femurkopfes auf eine Störung der Leistung der Zellmembran der Osteozyten hinweist, was zum Zelltod beiträgt. Erniedrigte HDL-Werte sollen mit einer Anreicherung von Lipiden im peripheren Gewebe einhergehen, ein erhöhtes Verhältnis von LDL/HDL-Cholesterol soll signifikant mit der Entwicklung einer Osteonekrose gekoppelt sein.

▌ Spezielle Pathomechanismen

Steroide

Nach dem Trauma wurden Steroide erstmals als zweithäufigste Ursache von aseptischen Knochennekrosen bei nierentransplantierten Patienten beschrieben [1]. Der Gebrauch von Steroiden ist auch sonst an das Auftreten einer Osteonekrose gekoppelt, allerdings wurde bisher nicht immer ein direkter Zusammenhang gefunden. Über die Mindestdosis herrscht Unklarheit. Neben der kumulativen Gesamtdosis soll die maximale Tagesdosis ein wesentlicher Faktor sein [6, 13, 14, 16, 26].

Steroide führen zu einer Hypercholesterin- und Hyperlipidämie sowie zum Anstieg der freien Fettsäuren im Serum. Es zeigte sich, dass Steroide die Differenzierung von pluripotenten Mesenchymzellen im Markraum in Adipozyten stimulieren und eine Anhäufung von Lipiden

und Cholesterol im Markraum zu Folge haben. Die vermehrten intramedullären Lipide bedingen eine Erhöhung des intraossären Drucks und verursachen so eine venöse Stase bzw. einen verminderten Blutfluss. Erhöhte Serumlipidwerte werden für intraossäre Fettembolien der subchondralen Gefäße des Hüftkopfs verantwortlich gemacht. Durch den erhöhten lokalen Cholesterolgehalt kann es zu einer Alteration der Membranen der Knochenzellen kommen, was deren Dysfunktion nach sich zieht und möglicherweise zur Apoptose der Osteozyten führt. Ungebundene freie Fettsäuren tragen zum entzündlichen Charakter der Osteonekrose bei. Die Hypofibrinolyse wird auch hier ermöglicht durch eine Reduzierung der Gewebe-Plasminogenaktivator-Synthese und die Stimulierung des Plasminogenaktivator-Inhibitors [23, 39, 43].

Eine erhöhte Endothelin-1-Konzentration unter der Applikation von Steroiden führt zu einer vermehrten Vasokonstriktion und verminderter Durchblutung des Knochens. Es wurde außerdem eine Hemmung des kapillären Wachstums durch Steroide mit nachfolgender Nekrose beobachtet [5, 19].

Alkohol

Bei alkoholassoziierter Osteonekrose fanden sich gehäuft erhöhte Cholesterin- und Triglyceridspiegel im Serum. Diese werden der sekundären Hyperlipidämie zugeschrieben, die mit einer möglichen Pankreasschädigung oder insbesondere einer Fettleber einhergeht. Eine Hypofibrinolyse, die Störungen der Gerinnung bedingt, konnte nachgewiesen werden. Es fanden sich zudem ein vermehrtes Volumen der intramedullären Fettzellen und eine Steigerung des intraossären Drucks. Neben der Fetthypertrophie scheinen jedoch auch hier Fettembolien den Blutfluss zu stören. Dauernde Quelle für leichte systemische Fettembolien soll die alkoholinduzierte Fettleber sein. Auch ein direkter Zelltod wurde bei Alkoholanamnese beobachtet. Dabei fanden sich Lipidtröpfchen in den Osteozyten, die über ihre Größenzunahme zu einer Kompression des Zellkerns und letztlich zum Tod der Zelle führten [36].

Dysbarische Osteonekrosen

Diese werden durch die Anzahl der hyperbaren Expositionen, die Druckhöhe, den Ablauf und die Häufigkeit der Dekompression sowie den

Grad einer vorhandenen Adipositas beeinflusst. Für die dysbarischen Osteonekrosen werden eine Reihe von Pathomechanismen diskutiert. Dazu gehören die intraossäre Gefäßkompression durch Bläschen, die sich um die Gefäße lagern, ein Gefäßverschluss durch Bläschen, Fibrinthromben, Thrombozytenaggregate, verplumpte Erythrozyten oder Lipide und die Verengung der arteriellen Lumina durch eine Verdickung der Gefäßwand. Verursacht werden diese Obstruktionen letztlich alle durch die Bläschen im Blut. Auch rheologische Veränderungen und Umverteilungen des Blutflusses könnten eine begleitende Rolle spielen. Die Schädigung des Fettmarks durch die Nitrogenbläschen soll als Trigger für eine sekundäre intravaskuläre Gerinnung wirken. Wahrscheinlich setzen die so verletzten Adipozyten nicht nur lösliches Fett, sondern auch Thromboplastin und andere vasoaktive Substanzen frei [7, 17].

Hämoglobinopathien

Bei Sichelzellanämien wurde bislang eine Verstopfung der intraossären Gefäßstrombahn durch Erythrozytenaggregate als Ursache einer Osteonekrose angenommen. Ein weiterer Faktor ist die Markraumhyperplasie, welche die abführenden Venen komprimiert und sekundär zu einer Abnahme des arteriellen Blutflusses führt. Es kommt aber auch hier zu einer disseminierten intravasalen Gerinnung. Zusammen mit einer Erythrozytenaggregation findet sich eine Hyperkoagulabilität mit vermehrter Thrombozytenaggregation, gesteigerter Thrombinbildung, Fibrinablagerungen und gestörter Fibrinolyse. Es wird davon ausgegangen, dass hier eine Thrombose mit erhöhten Spiegeln von Fibrinogenabbauprodukten die Folge einer Gerinnungsaktivierung in Kombination mit Fett- und Knochenmarkembolisation, Thrombozytose, Hyperviskosität, erhöhtem Faktor VIII, Plasma-B-Thromboglobulin, Plättchenfaktor 4 und Thromboxan B2 sowie einer Erniedrigung der Gerinnungsfaktoren V und XIII, des Plasminogens, des Gewebeplasminogen-Aktivators und Protein C und S ist [8, 9, 21, 27, 30, 42].

Hämophilie

Durch rezidivierende Gelenkergüsse kann es bei Hämophilie zur aseptischen Osteonekrose kommen. Hier werden ein erhöhter intraartikulärer Druck bei Hämarthros und die Störung der arteriellen Durchblutung als Ursache der Nekrose angenommen. Häufig ist der Talus betroffen [28].

Systemischer Lupus erythematodes (SLE)

Beim SLE können auch Osteonekrosen auftreten, ohne dass jemals Steroide verabreicht wurden. Antiphospholipid-Antikörper führen über eine Koagulopathie zu einem venösen und arteriellen Verschluss und einer Vaskulitis mit nachfolgender Osteonekrose. Damit assoziiert ist eine Thrombozytopenie [4, 10, 11, 37, 44]. Antiphospholipid-Antikörper können durch direkte Aktivierung der Thrombozyten eine Thrombose auslösen. In Verbindung mit einem Protein-C-Mangel können Lupusantikoagulanzien ebenfalls zu einem arteriellen Verschluss führen [2, 32, 34].

Entzündliche Darmerkrankungen

Beim Morbus Crohn und bei der Colitis ulcerosa kommen Osteonekrosen ebenfalls ohne Steroidtherapie vor. Ausgelöst wird die Osteonekrose hier wahrscheinlich u. a. durch eine chronische Freisetzung des Gewebefaktors Thromboplastin, durch zirkulierende Immunkomplexe, Thrombozytose, Hyperfibrinogenämie, Antikardiolipin-Antikörper, erhöhten Plasminogenaktivator-Inhibitor und erhöhte Faktor-VIII-Aktivität, vermindertes Antithrombin III, Protein C und S.

Morbus Gaucher

Mit Glucocerebrosidase angereicherte Histiozyten im Markraum gelten als eine Ursache für eine intrakortikale Druckerhöhung und Störung der Durchblutung. Rein theoretisch macht es die Größe der Gaucher-Zellen möglich, dass diese als Embolus wirken. Jedoch sind auch Hyperviskosität und die Erniedrigung von Gerinnungsfaktoren wie Faktor IX und Protein C mit dem Morbus Gaucher assoziiert. Es treten Mikroblutungen und Knochenödeme auf. Die beim Morbus Gaucher Typ I in 97% der Fälle durchgeführte Splenektomie stellt unabhängig von der Erkrankung ein deutlich erhöhtes Osteonekroserisiko dar.

Schwangerschaft

Die genaue Ursache der Osteonekrose in der Schwangerschaft ist nicht bekannt. Auslösend könnte eine starke endogene Steroidproduktion bei erhöhter adrenokortikaler Aktivität sein, aber auch ein sekundärer Hyperparathyreoidismus und vermehrter Knochenumbau. Eine Rolle spielen Übergewicht mit starker mechanischer Belastung und variköse Beinvenen [18, 31].

Radiatio

Bei der strahleninduzierten Osteonekrose kommt es zu einer Hemmung besonders der Osteoblasten sowie einer direkten Schädigung der kollagenen Grundsubstanz. Das Risiko wird bei älteren Frauen durch eine Chemotherapie erhöht. Es ist dosisabhängig [12].

AIDS

Aseptische Osteonekrosen treten bei AIDS auch ohne andere Risikofaktoren relativ frühzeitig auf. Sie sind wahrscheinlich durch metabolische oder immunologische Veränderungen verursacht.

▌ Literatur

1. Arfi S, Moreau F, Heuclin C, Kreis H, Paolaggi JB, Auguier L (1975) L'ostéonécrose aseptique de la transplantation rénale. A propos de 29 cas. Rev Rhum Mal Osteoartic 42:162–176
2. Asherson RA, Liote F, Page B, Meyer O, Buchanan N, Khamashta MA, Jungers P, Hughes GR (1993) Avascular necrosis of bone and antiphospholipid antibodies in systemic lupus erythematosus. J Rheumatol 20:284–288
3. Assouline-Dayan Y, Chang C, Greenspan A, Shoenfeld Y, Gershwin ME (2002) Pathogenesis and natural history of osteonecrosis. Semin Arthritis Rheum 32:94–124
4. Bergstein JM, Wiens C, Fish AJ, Vernier RL, Michael A (1974) Avascular necrosis of bone in systemic lupus erythematosus. J Pediatr 85:31–35
5. Borcsok I, Schairer HU, Sommer U, Wakley GK, Schneider U, Geiger F, Niethard FU, Ziegler R, Kasperk CH (1998) Glucocorticoids regulate the expression of the human osteoblastic endothelin A receptor gene. J Exp Med 188:1563–1573
6. Braverman DL, Lachmann EA, Nagler W (1998) Avascular necrosis of bilateral knees secondary to corticosteroid enemas. Arch Phys Med Rehabil 79:449–452
7. Chryssanthou C (1981) Animal model of human disease: dysbaric osteonecrosis. Am J Pathol 103:334–336
8. Chung SM, Alavi A, Russell MO (1978) Management of osteonecrosis in sickle-cell anemia and its genetic variants. Clin Orthop Relat Res 130:158–174
9. Clarke HJ, Jinnah RH, Brooker AF, Michaelson JD (1989) Total replacement of the hip for avascular necrosis in sickle cell disease. J Bone Joint Surg Br 71:465–470
10. Dimant J, Ginzler EM, Diamond HS, Schlesinger M, Marino CT, Weiner M, Kaplan D (1978) Computer analysis of factors influencing the appearance of aseptic necrosis in patients with SLE. J Rheumatol 5:136–141
11. Dubois EL, Cozen L (1960) Avascular (aseptic) bone necrosis associated with systemic lupus erythematosus. JAMA 174:966–971
12. Dzik-Jurasz AS, Brooker S, Husband JE, Tait D (2001) What is the prevalence of symptomatic or asymptomatic femoral head osteonecrosis in patients previously treated with chemoradiation? A magnetic resonance study of anal cancer patients. Clin Oncol (R Coll Radiol) 13:130–134
13. Fink JC, Leisenring WM, Sullivan KM, Sherrard DJ, Weiss NS (1998) Avascular necrosis following bone marrow transplantation: a case-control study. Bone 22:67–71
14. Fisher DE, Bickel WH (1971) Corticosteroid-induced avascular necrosis. A clinical study of seventy-seven patients. J Bone Joint Surg Am 53:859–873
15. Glueck CJ, Freiberg R, Tracy T, Stroop D, Wang P (1997) Thrombophilia and hypofibrinolysis: pathophysiologies of osteonecrosis. Clin Orthop 334:43–56
16. Good AE (1974) Bilateral aseptic necrosis of femur following a 16-day course of corticotropin. JAMA 228:497
17. Gregg PJ, Walder DN (1986) Caisson disease of bone. Clin Orthop Relat Res 210:43–54
18. Hasegawa Y, Iwase T, Iwasada S, Kitamura S, Iwata H (1999) Osteonecrosis of the femoral head associated with pregnancy. Arch Orthop Trauma Surg 119:112–114
19. Hirano K, Tsutsui H, Sugioka Y, Sueishi K (1997) Histopathologic alterations of retinacular vessels and osteonecrosis. Clin Orthop Relat Res 342:192–204
20. Hungerford DS, Lennox DW (1985) The importance of increased intraosseous pressure in the development of osteonecrosis of the femoral head: implications for treatment. Orthop Clin North Am 16:635–654
21. Iwegbu CG, Fleming AF (1985) Avascular necrosis of the femoral head in sickle-cell disease. A series from the Guinea Savannah of Nigeria. J Bone Joint Surg Br 67:29–32
22. Jaffe WL, Epstein M, Heyman N, Mankin HJ (1972) The effect of cortisone on femoral and humeral heads in rabbits. An experimental study. Clin Orthop Relat Res 82:221–228
23. Jones JP (1985) Fat embolism and osteonecrosis. Orthop Clin North Am 16:595–633
24. Jones JP (1992) Intravascular coagulation and osteonecrosis. Clin Orthop Relat Res 277:41–53
25. Jones JP (2000) Epidemiologische Risikofaktoren für die nichttraumatische Osteonekrose. Orthopäde 29:370–379

26. Laroche M, Arlet J, Mazieres B (1990) Osteonecrosis of the femoral and humeral heads after intraarticular corticosteroid injections. J Rheumatol 17:549–551

27. Lee RE, Golding JS, Serjeant GR (1981) The radiological features of avascular necrosis of the femoral head in homozygous sickle cell disease. Clin Radiol 32:205–214

28. MacNicol MF, Ludlam CA (1999) Does avascular necrosis cause collapse of the dome of the talus in severe haemophilia? Haemophilia 5:139–142

29. Mielants H, Veys EM, de Weerdt A (1973) Gout and its relation to lipid metabolism. II. Correlations between uric acid, lipid, and lipoprotein levels in gout. Ann Rheum Dis 32:506–509

30. Milner PF, Kraus AP, Sebes JI, Sleeper LA, Dukes KA, Embury SH, Bellevue R, Koshy M, Moohr JW, Smith J (1991) Sickle cell disease as a cause of osteonecrosis of the femoral head. N Engl J Med 21:1476–1481

31. Montella BJ, Nunley JA, Urbaniak JR (1999) Osteonecrosis of the femoral head associated with pregnancy. A preliminary report. J Bone Joint Surg Am 81:790–798

32. Mont MA, Glueck CJ, Pacheco IH, Wang P, Hungerford DS, Petri M (1997) Risk factors for osteonecrosis in systemic lupus erythematosus. J Rheumatol 24:654–662

33. Moskal JT, Topping RE, Franklin LL (1997) Hypercholesterolemia: an association with osteonecrosis of the femoral head. Am J Orthop 26:609–612

34. Nagasawa K, Ishii Y, Mayumi T, Tada Y, Ueda A, Yamauchi Y, Kusaba T, Niho Y (1989) Avascular necrosis of bone in systemic lupus erythematosus: possible role of haemostatic abnormalities. Ann Rheum Dis 48:672–676

35. Pous JG, Camous JY, el Blidi S (1992) Cause and prevention of osteochondritis in congenital dislocation of the hip. Clin Orthop Relat Res 281:56–62

36. Shih CH, Yang WE, Lee ZL, Kao YL, Hsueh S, Wei JS (1991) Effect of long-term alcohol ingestion on the femoral head of rabbit. J Formos Med Assoc 90:443–447

37. Smith FE, Sweet DE, Brunner CM, Davis JS 4th (1976) Avascular necrosis in SLE. An apparent predilection for young patients. Ann Rheum Dis 35:227–232

38. Van Veldhuizen PJ, Neff J, Murphey MD, Bodensteiner D, Skikne BS (1993) Decreased fibrinolytic potential in patients with idiopathic avascular necrosis and transient osteoporosis of the hip. Am J Hematol 44:243–248

39. Wang GJ, Dughman SS, Reger SI, Stamp WG (1985) The effect of core decompression on femoral head blood flow in steroid-induced avascular necrosis of the femoral head. J Bone Joint Surg Am 67:121–124

40. Wang GJ, Moga DB, Richemer WG, Sweet DE, Reger SI, Thompson RC (1978) Cortisone induced bone changes and its response to lipid clearing agents. Clin Orthop Relat Res 130:81–85

41. Wang GJ, Sweet DE, Reger SI, Thompson RC (1977) Fat-cell changes as a mechanism of avascular necrosis of the femoral head in cortisone-treated rabbits. J Bone Joint Surg Am 59:729–735

42. Ware HE, Brooks AP, Toye R, Berney SI (1991) Sickle cell disease and silent avascular necrosis of the hip. J Bone Joint Surg Br 73:947–949

43. Weinstein RS, Nicholas RW, Manolagas SC (2000) Apoptosis of osteocytes in glucocorticoid-induced osteonecrosis of the hip. J Clin Endocrinol Metab 85:2907–2912

44. Zizic TM, Marcoux C, Hungerford DS, Dansereau JV, Stevens MB (1985) Corticosteroid therapy associated with ischemic necrosis of bone in systemic lupus erythematosus. Am J Med 79:596–604

Diagnostik der Osteonekrose

S. RADKE

Osteonekrosen werden den zirkulatorischen Osteopathien zugeordnet [4]. Sie können sämtliche Gelenkabschnitte sowie die angrenzende Metaphyse des Bewegungsapparates betreffen. Der mit Abstand am häufigsten betroffene Gelenkabschnitt ist der Femurkopf, gefolgt von Humeruskopf und Talus [1]. Die Femurkopfnekrose ist die am besten untersuchte Osteonekrose und wird deshalb im Folgenden exemplarisch zur Erläuterung der Diagnostik von Osteonekrosen herangezogen.

Die Diagnostik einer Osteonekrose stützt sich auf die klinischen und bildgebenden Befunde. Ziel der Diagnostik ist zum einen die Diagnosesicherung, aber auch die Früherkennung und Stadienbestimmung; denn unbehandelt kommt es bei 85% der Femurkopfnekrosen nach 2 Jahren zu einem Femurkopfkollaps mit schweren, sekundär arthrotischen Veränderungen, die einer endoprothetischen Versorgung bedürfen [9]. Eine kausale Therapie ist aufgrund fehlender Kenntnisse zur Ätiologie und Pathophysiologie von Osteonekrosen derzeit nicht verfügbar. Die gegenwärtigen Therapieregime (S. 14 ff.) orientieren sich an den Befunden der bildgebenden Verfahren, die deshalb auch die Grundlage der gängigen Klassifikationen darstellen [6]. Der Früherkennung einer Osteonekrose kommt eine besondere Bedeutung zu, da dann durch einfache chirurgische Maßnahmen eine vorzeitige endoprothetische Versorgung der meist jungen Patienten zu vermeiden ist.

Klinische Untersuchung

Bei der Anamnese klagt der Patient typischerweise über plötzlich aufgetretene, zunehmende Leistenschmerzen mit Ausstrahlung in Gesäß und Knie. In 50–80% der Femurkopfnekrosen werden die Beschwerden in beiden Hüften angegeben [13]. Der Ausschluss möglicher Risikofaktoren (Tab. 1.1) ist obligat. Bei der klinischen Untersuchung zeigt sich in der Regel eine schmerzbedingte Bewegungseinschränkung des Hüftgelenks. Eine Beinlängenverkürzung liegt nur bei einem sehr fortgeschrittenen Befund vor.

Tabelle 1.1. Risikofaktoren für eine Femurkopfnekrose

▪ Alkoholabusus	▪ Schwangerschaft
▪ Cortison	▪ Sichelzellenanämie
▪ Fettstoffwechselstörungen	▪ Caissonkrankheit
▪ Pankreatitis	▪ Morbus Gaucher
▪ Hyperurikämie	▪ Ionisierende Bestrahlung

Sonographie

Die Sonographie als diagnostisches Verfahren ist nicht richtungweisend hinsichtlich der Diagnose Femurkopfnekrose oder transitorisches Knochenmarködemsyndrom. Bei beiden Krankheitsbildern kann jedoch ein Erguss vorliegen, der sonographisch diagnostiziert werden kann.

Röntgen

Die Röntgenuntersuchung steht am Anfang der Abklärung einer Osteonekrose. Die radiologisch bei einer Osteonekrose zu beobachtenden Veränderungen sind im Frühstadium sehr unspezifisch. Die Röntgenuntersuchung dient deshalb der Diagnose des Spätstadiums, aber auch dem Ausschluss der umfangreichen Differenzialdiagnosen einer Femurkopfnekrose (Koxarthrose, osteoporotische Frakturen, Chondrokalzinose, synoviale Chondromatose).

Die Röntgenuntersuchung besteht aus einer Beckenübersichtsaufnahme und einer ergänzenden Lauenstein-Aufnahme. Weiter können zur besseren Beurteilung von Lage und Ausdehnung der Osteonekrose Schneider-Konturaufnahmen [19] durchgeführt werden. Hierzu wird in Rückenlage in 30° und 60° Hüftflexion sowie in 30° kraniokaudaler Röntgenröhrenkippung jeweils eine Röntgenaufnahme der Hüfte angefertigt.

Im Frühstadium finden sich uncharakteristische Verdichtungsherde im Bereich des Femurkopfes bzw. des Schenkelhalses. Die Diagnose Osteonekrose lässt sich hier nicht sicher stellen. Der Einbruch der Femurkalotte, erkennbar am

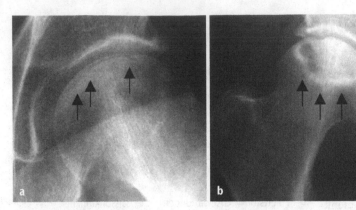

Abb. 1.2. Röntgen a.-p. Aufnahme Femurkopf. **a** Crescent-Zeichen. Sichelförmiger subchondraler Einbruch (Pfeile). **b** Die Osteonekrose ist abgegrenzt durch eine röntgendichte, sklerotische Linie (Pfeile).

sog. Crescent-Zeichen (Abb. 1.2 a), stellt den ersten typischen radiologischen Hinweis einer Osteonekrose dar. Schreitet die Nekrose fort, d.h. bricht die Kalotte weiter ein, grenzt sich der Nekroseherd girlandenförmig vom gesunden Knochenmark ab (Abb. 1.2 b). Im Gegensatz zu anderen Hüftpathologien bleibt der Gelenkspalt jedoch erhalten. Erst mit zunehmendem Femurkopfkollaps werden sekundär-arthrotische Veränderungen sichtbar.

Um eine Aussage zur Prognose einer Femurkopfnekrose treffen zu können, werden eine radiologische Stadieneinteilung sowie Größen- und Lagebestimmung durchgeführt. Eine sehr reliable und gleichzeitig einfache Methode ist die nach Kerboul [10], hier kann anhand einer Winkeleinteilung die Prognose abgeleitet werden. Aufwendiger und in der Praxis schwerer anwendbar ist die Methode nach Steinberg [17], bei der eine Schablone mit konzentrischen Kreisen auf den Femurkopf gelegt wird, um so Ausmaß und Tiefe der Osteonekrose systematisch zu erfassen. Neben der Größenbestimmung hat auch die Lage des Osteonekroseherdes in Relation zum Azetabulum Einfluss auf die Prognose, wie Ohzono [14] zeigen konnte. Aufgrund des Einflusses von Lage und Größenausmaß auf das Therapieergebnis von Femurkopfnekrosen sind beide Faktoren Gegenstand gängiger Klassifikationen [6].

▌ Computertomographie

Im hochauflösenden CT sind Osteonekrosen im Frühstadium durch eine Veränderung des sog. Asterisk-Zeichens [3], das den Zustand der

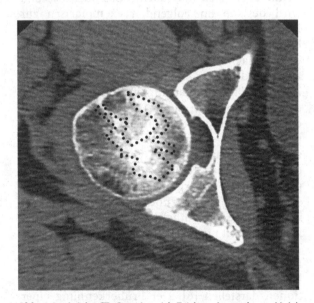

Abb. 1.3. Axiale CT. Das Asterisk-Zeichen (gepunktete Linie) ist ein Normalbefund in jedem CT des Femurkopfs. Die Verplumpung des Asterisk-Zeichens ist Hinweis auf eine Femurkopfnekrose.

Spongiosastruktur im Femurkopf widerspiegelt, erkennbar. Wenngleich die Frühdiagnose einer Osteonekrose möglich ist, ist die Verplumpung des Asterisk-Zeichens eine sehr unspezifische Veränderung (Abb. 1.3). Die Darstellung eines subchondralen Femurkalottenkollapses ist im Vergleich zum Röntgen aufgrund der besseren Projektion leichter.

Mit der zunehmenden Verbreitung der MRT ist die CT, nicht zuletzt aufgrund der Strahlenbelastung, zur Abklärung von Osteonekrose gerade im Frühstadium in den Hintergrund getreten.

▮ Magnetresonanztomographie

Die MRT stellt heute das Verfahren der Wahl zur Diagnose des Frühstadiums einer Femurkopfnekrose dar. Es ist sensitiver und spezifischer als das CT [7]. Auch ein subchondraler Femurkalotteneinbruch bei fortgeschrittener Femurkopfnekrose ist vergleichsweise früher erkennbar [15].

Die MR-tomographische Abklärung einer Osteonekrose am Hüftgelenk sollte in zwei Ebenen erfolgen. Bewährt hat sich die koronare Schichtführung in der T1-Gewichtung sowie in einer zweiten Ebene die axiale oder sagittale Schichtführung in T1- oder T2-Gewichtung. In der koronaren Ebene sollten aufgrund des häufigen bilateralen Befalls immer beide Hüften mit einbezogen werden, um eine asymptomatische Osteonekrose der Gegenseite rechtzeitig zu erkennen. Eine Kontrastmittelgabe ist in der Routinediagnostik nicht zwingend notwendig.

Die unterschiedlichen MR-tomographischen Veränderungen korrelieren im Wesentlichen mit den Stadien der ARCO-Klassifikation [6]. Im ARCO-Stadium 0 sind keine MR-tomographischen Veränderungen erkennbar. Dem ARCO-Stadium I, das dem reversiblen Frühstadium einer Osteonekrose entspricht, wurde das transitorische Knochenmarködemsyndrom (TKMÖS) aufgrund der vermutlich ischämischen Ätiologie zugeordnet. Das vom TKMÖS betroffene Knochenareal stellt sich typischerweise signalgemindert in der T1-Gewichtung und signalerhöht in der T2-Gewichtung dar (S. 46 ff.). Das ARCO-Stadium II ist das irreversible Frühstadium der Osteonekrose ohne Femurkalotteneinbruch, es stellt sich in der T1-Gewichtung als sog. Single-Line-Zeichen (Abb. 1.4 a) dar [12]. Dies ist eine signalgeminderte, girlandenförmige Linie, die das nekrotische Areal begrenzt.

Histologisch handelt es sich um eine die Nekrose begrenzende Sklerosezone sowie um das sich unscharf abgrenzende Granulationsgewebe, das ebenfalls signalgemindert in der T1-Gewichtung erscheint. In der T2-Gewichtung erkennt man das sog. Double-Line-Zeichen (Abb. 1.4 b) [12], das pathognomonisch für die Femurkopfnekrose ist. Hier stellt sich das Granulationsgewebe als Ausdruck von Reparationsvorgängen im gesunden und im nekrotischen Knochenmark als eine signalerhöhte, die sklerotische Begrenzung des gesunden Knochenmarks begleitende Linie dar. Eine Kontrastmittelaufnahme des Granulationsgewebes, im Interface zwischen Sklerose und Nekrose, ist charakteristisch. Im ARCO-Stadium III kommt es zu einem Fortschreiten der Osteonekrose mit Einbruch der Femurkalotte. Dies ist MR-tomographisch als sog. MRT-Crescent-Zeichen zu erkennen, das dem radiologischen Crescent-Zeichen entspricht, jedoch deutlich früher zu erkennen ist. Das MRT-Crescent-Zeichen ist ein Double-Line-Zeichen mit einem Begleitödem, das bis in den Schenkelhals hineinreichen kann (S. 46 ff.) [15].

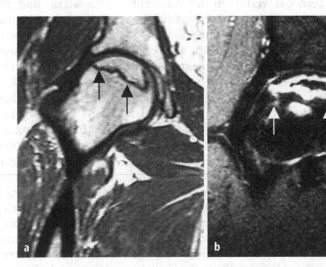

Abb. 1.4. MRT der Hüfte. **a** Koronar, T1-gewichtete Sequenz. Single-Line-Zeichen. Hier grenzt sich das nekrotische Areal durch eine signalgeminderte Skleroselinie (Pfeile) vom gesunden Knochenmark ab. **b** Koronare STIR-Gewichtung. Der parallele, dicht aneinander grenzende Verlauf von Sklerose und Granulationsgewebe charakterisiert den MR-tomographisch erkennbaren Verlauf einer signalgeminderten und signalerhöhten Linie (Pfeile) und wird als Double-Line-Zeichen bezeichnet.

Mitchell [12] identifizierte MR-tomographisch vier unterschiedliche Gewebetypen und postulierte daraus den histologischen Status. Er schlug eine Klassifikation des nekrotischen Areals in vier Typen vor. Aufgrund der fehlenden klinischen Korrelation bezüglich Therapie und Prognose hat sich diese Klassifikation nicht durchgesetzt. Eine weitere MR-tomographische Klassifikation, die auf der Einteilung von Epiphysennarben beruht, wurde von Jiang [8] propagiert. Er postulierte, dass Epiphysennarben, die unterschiedlich ausgeprägt vorliegen, zu einem kompartmentsyndromähnlichen Bild führen können und so zur Osteonekrose prädisponieren. Die Klassifikation der MR-tomographisch erkennbaren Epiphysennarbe sollte die Wahrscheinlichkeit der Entstehung einer Femurkopfnekrose widerspiegeln, diese Theorie fand aber in der Praxis keine Bestätigung.

Zur Prognoseabschätzung wurde eine dreidimensionale MR-tomographische Größenbestimmung des Osteonekroseherdes versucht, die jedoch mangels Praktikabilität wieder verlassen wurde. Die Lagebestimmung der Osteonekrose nach Sugano [18] wurde ähnlich dem radiologischen Verfahren nach Ohzono durchgeführt und fand Einzug in die ARCO-Klassifikation.

Szintigraphie

Vor der Einführung der MRT war die 3-Phasen-Skelettszintigraphie mit 99-MTC-Diphosphonat markierten Tracern das Verfahren der Wahl zur Darstellung einer Femurkopfnekrose im Frühstadium [11]. Durch die Unterbrechung der Blutzufuhr findet sich szintigraphisch ein sog. Cold Spot, der eine Minderperfusion des nekrotischen Areals bedeutet. Dieses Stadium ist klinisch asymptomatisch und wird deshalb selten diagnostiziert, da bildgebende Untersuchungen meist zu einem späteren Zeitpunkt eingeleitet werden. In der ARCO-Klassifikation entspricht es dem Stadium 0 und ist MR-tomographisch nicht zu erkennen. Mit Fortschreiten der Osteonekrose entsteht der sog. Cold in Hot Spot durch beginnende Reparaturprozesse, die vermehrt anreichern. Das nekrotische Areal hingegen reichert aufgrund der Minderperfusion nicht an. Der Cold in Hot Spot ist pathognomonisch für eine Femurkopfnekrose im Frühstadium. Beginnt die Osteonekrose stark anzureichern und zeigt sich ein sog. Hot Spot, so sind sekundär-arthrotische Veränderungen anzunehmen.

Die Rolle der Szintigraphie in der Diagnostik von Osteonekrose ist durch die MRT stark in den Hintergrund gedrängt worden, sodass ihr Haupteinsatzgebiet heute der Darstellung multifokaler Osteonekrosen gilt.

SPECT

Nierentransplantierte Patienten haben ein besonders hohes Risiko, Osteonekrosen zu entwickeln. In einer klinischen Studie [16] konnte gezeigt werden, dass in diesem Patientenkollektiv die SPECT-Untersuchung gerade im Vergleich zum MRT besonders sensitiv ist. 100% der Osteonekrosen im ARCO-Stadium I (nicht Knochenmarködemsyndrome) wurden im SPECT und zu 66% im MRT erkannt. Für alle anderen Stadien ist das MRT der SPECT hinsichtlich Sensitivität und Spezifität überlegen. Die praktische Relevanz dieses Untersuchungsverfahrens liegt somit darin, Hochrisikopatienten frühzeitig zu diagnostizieren und so einer entsprechenden Therapie zuzuführen. Dies scheint gerade im Hinblick auf die in letzter Zeit diskutierte medikamentöse Behandlung der ARCO-Stadien sinnvoll.

Functional Bone Exploration (FBE) nach Ficat

Die älteste und eigentlich nur wissenschaftlich interessante Methode ist die sog. Functional Bone Exploration (FBE) nach Ficat [5]. Hier wird im Rahmen einer Knochenbiopsie der intraossäre Druck gemessen und gleichzeitig eine intramedulläre Venographie durchgeführt. Mit dem Einführen der Knochenbiopsienadel wird eine Drucksonde angebracht und durch die Infusion von Flüssigkeit kommt es zu einem sofortigen intramedullären Druckanstieg. Ist der Druckanstieg pathologisch, liegt eine entsprechende Knochenpathologie vor. Der Knochenmarkdruckanstieg ist jedoch nicht pathognomonisch, sodass sich dieser Teil der FBE klinisch nicht durchgesetzt hat.

In der intramedullären Venographie zeigt sich nach Kontrastmittelapplikation ein Kontrastmittelreflux, der für die Osteonekrose ebenfalls nicht pathognomonisch ist. Die Untersuchung wird abgeschlossen durch die Auswertung eines operativ gewonnenen Stanzzylinders, der nach Arlet und Durroux [2] in vier Stadien eingeteilt wird.

Aufgrund der Vielzahl von Kriterien zur Diagnosesicherung einer Osteonekrose kann die Diagnose einer Femurkopfnekrose im Einzelfall schwierig sein. Hungerford [7 a] nahm dies zum Anlass, in einem Übersichtsreferat erstmals Major- und Minorkriterien zu etablieren, anhand derer die Diagnose Osteonekrose eingegrenzt werden sollte. Der Wert solcher Kriterien im Vergleich zu der konventionellen Methode konnte bis heute nicht ausgemacht werden, sodass sich in der täglichen Praxis das folgende Vorgehen zur Abklärung einer Osteonekrose bewährt hat: Bei unklaren Hüftbeschwerden mit oder ohne Vorliegen der für eine Osteonekrose typischen Risikofaktoren sollte zunächst eine Beckenübersichts- und Lauenstein-Aufnahme der betroffenen Hüfte durchgeführt werden. Finden sich hier die typischen Nekrosezeichen, so liegt bereits eine fortgeschrittene Osteonekrose im ARCO-Stadium III vor. Sicherheitshalber sollte bei einem entsprechenden Verdacht eine MRT der gegenseitigen Hüfte durchgeführt werden, um hier eine Osteonekrose sicher auszuschließen. Ist der Röntgenbefund unauffällig, sollte bei begründetem Verdacht bzw. positiven Risikofaktoren eine MRT-Aufnahme des Beckens erfolgen. Bei einer Nierentransplantation ist eine SPECT-Untersuchung frühzeitig zu erwägen.

▍ Literatur

1. Arlet J (1992) Nontraumatic avascular necrosis of the femoral head. Past, present, and future. Clin Orthop 12–21
2. Arlet J, Ficat P, Durroux R (1971) Anatomo-clinical (radiological and etiological) forms of so-called primary chronic ischemia and osteonecrosis of the upper femoral epiphysis. Rev Rhum Mal Osteoartic 38:41–49
3. Dihlmann W, Heller M (1985) [The asterisk sign and adult ischemic femur head necrosis]. Röfo 142:430–435
4. Ficat P (1980) Vascular pathology of femoral head necrosis. Orthopäde 9:238–244
5. Ficat RP (1985) Idiopathic bone necrosis of the femoral head. Early diagnosis and treatment. J Bone Joint Surg Br. 67:3–9
6. Gardeniers JWM (1993) ARCO Commitee on Terminology and Staging. ARCO Newsletter 5:79–82
7. Hofmann S, Kramer J, Leder K, Plenk H jr, Engel A (1994) The non-traumatic femur head necrosis in the adult. I: pathophysiology, clinical picture and therapeutic options. Radiologe 34:1–10
7a. Hungerford DS, Jones LC (1993) Diagnosis of osteonecrosis of the femoral head. In: Bone circulation and vascularization in normal and pathological conditions. Plenum Press, New York, pp 265–274
8. Jiang CC, Shih TT (1994) Epiphyseal scar of the femoral head: risk factor of osteonecrosis. Radiology 191:409–412
9. Jones JP (2000) Epidemiological risk factors for non-traumatic osteonecrosis. Orthopäde 29:370–379
10. Kerboul M, Thomine J, Postel M, Merle DR (1974) The conservative surgical treatment of idiopathic aseptic necrosis of the femoral head. J Bone Joint Surg Br 56:291–296
11. Mitchell DG, Kressel HY, Arger PH, Dalinka M, Spritzer CE, Steinberg ME (1986) Avascular necrosis of the femoral head: morphologic assessment by MR imaging, with CT correlation. Radiology 161:739–742
12. Mitchell DG, Steinberg ME, Dalinka MK, Rao VM, Fallon M, Kressel HY (1989) Magnetic resonance imaging of the ischemic hip. Alterations within the osteonecrotic, viable, and reactive zones. Clin Orthop, S 60–77
13. Mont MA, Hungerford MW (2000) [Therapy of osteonecrosis. Basic principles and decision aids]. Orthopäde 29:457–462
14. Ohzono K, Saito M, Takaoka K, Ono K, Saito S, Nishina T, Kadowaki T (1991) Natural history of nontraumatic avascular necrosis of the femoral head. J Bone Joint Surg Br 73:68–72
15. Radke S, Kirschner S, Seipel V, Rader C, Eulert J (2004) Magnetic resonance imaging criteria of successful core decompression in avascular necrosis of the hip. Skeletal Radiol 33:519–523
16. Ryu JS, Kim JS, Moon DH, Kim SM, Shin MJ, Chang JS, Park SK, Han DJ, Lee HK (2002) Bone SPECT is more sensitive than MRI in the detection of early osteonecrosis of the femoral head after renal transplantation. J Nucl Med 43:1006–1011
17. Steinberg ME (1988) Early diagnosis of avascular necrosis of the femoral head. Instr Course Lect 37:51–57
18. Sugano N, Takaoka K, Ohzono K, Matsui M, Masuhara K, Ono K (1994) Prognostication of nontraumatic avascular necrosis of the femoral head. Significance of location and size of the necrotic lesion. Clin Orthop S 155–164
19. Willert HG, Sarfert D (1975) Treatment of segmental ischemic necroses of the head of femur with intertrochanteric flexion-osteotomy. Z Orthop Grenzgeb 113:974–994

Stadienbezogene Therapie der idiopathischen Femurkopfnekrose und deren mittel- und langfristige Ergebnisse

T. STERNER, C. P. RADER

Definition

Die aseptische Femurkopfnekrose ist eine abakterielle, lokal begrenzte Nekrose des Trabekelsystems und des Knochenmarks in den meist gelenknahen Anteilen (Abb. 1.5). Eine Störung der Mikrozirkulation spielt eine wesentliche pathogenetische Rolle [13, 19, 24] (S. 3 ff.).

Eine Sonderform stellt das transiente Knochenmarködem (Synonyme: transiente Osteoporose, Hüftalgodystrophie) dar, dessen Genese weitgehend unklar ist (S. 46 ff.). Es verläuft überwiegend selbstlimitierend über einen Zeitraum von 6–12 Monaten [10]. Ob es sich hierbei um ein eigenständiges Krankheitsbild handelt [10, 21] oder um eine reversible Frühform der Femurkopfnekrose [13, 17] wird in der Literatur kontrovers diskutiert. Eine eindeutige Zuordnung wurde bis jetzt nicht beschrieben. Allerdings sind nach Radke et al. [29] Übergänge in eine Hüftkopfnekrose beobachtet worden.

In den deutschsprachigen Ländern werden jährlich ca. 5000–7000 Femurkopfnekrosen neu diagnostiziert. Vor allem Männer sind in den leistungsfähigen Jahren zwischen 25 und 55 Jahren betroffen und werden plötzlich mit Veränderungen im privaten und beruflichen Umfeld konfrontiert [13, 17]. Sozioökonomisch entsteht hier ein nicht unerheblicher volkswirtschaftlicher Schaden. Für die behandelnden Ärzte ist es umso wichtiger, eine zügige und wirkungsvolle Therapie einzuleiten.

Stadieneinteilung der Femurkopfnekrose

Die von der Association Research Circulation Osseous (ARCO) vorgeschlagene Klassifikation sollte als Standard für die Diagnose und Therapie der Femurkopfnekrose herangezogen werden (Tab. 1.2). Das folgende Therapieregime richtet sich nach dieser Einteilung.

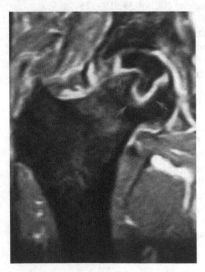

Abb. 1.5. Double-Line-Zeichen (Pfeile) in der T2-Gewichtung. Typisches Zeichen für eine Femurkopfnekrose im ARCO-Stadium II.

Therapie

Der natürliche Verlauf der Osteonekrose ist bis heute noch nicht eindeutig geklärt. Mehrere Studien zeigen für den spontanen Verlauf eine schlechte Prognose. Mit einer Wahrscheinlichkeit von 60–80% kommt es innerhalb von 2–5 Jahren zu einem Einbruch des Gelenks mit schweren sekundär-arthrotischen Veränderungen. Zusätzlich ist in 30–60% der Fälle mit einem beidseitigen Auftreten zu rechnen [11, 13]. Unter dem Aspekt der schlechten Prognose sollten auch die therapeutischen Ansätze und Prinzipien gemessen werden.

Die Wahl der Therapieform und der zu erwartende Therapieerfolg ist abhängig von den

Tabelle 1.2. ARCO-Klassifikation (Association Research Circulation Osseous)

	Stadium 0	Stadium I	Stadium II	Stadium III	Stadium IV
Bildgebende Verfahren	Alle negativ	▌Rö und CT: negativ ▌MRT: unspezifische Signalerhöhung ▌Szinti: unspezifische Mehranreicherung	▌Rö und CT: Unspezifische subchondrale *Veränderung* ▌MRT: Nekroseareal, Double line sign ▌Szinti: „hot spot" oder spezifischer „cold in hot spot"	▌Rö und CT: subchondrale Frakturlinie (crescent sign) mit oder ohne Kopfabflachung ▌MRT: MRT Crescent sign ▌Szinti: evtl. „hot in hot spot"	▌Rö, CT und MRT: Arthrosezeichen, Azetabulumbeteiligung ▌Szinti: „hot spot"
Subklassifizierung Lokalisation	keine	Lokalisation (Stadium I–III) A=medial B=zentral C=lateral			keine
Subklassifizierung Ausdehnung	keine	Nekrose (Stadium I–II) A=<15% B=15–30% C=>30% subchondrale Fraktur (Stadium III) A=<15% B=15–30% C=>30%			keine

Stadien der Osteonekrose, der Subklassifizierung und dem Zeitpunkt des Therapiebeginns [14, 21, 33].

▌ Konservative Therapie

Mechanische Entlastung

Die mechanische Entlastung des betroffenen Gelenks von bis zu 12 Monaten soll eine Entlastung des Nekroseareals bewirken, um eine Dekompensation hinauszuzögern bzw. Reparaturmechanismen zu unterstützen.

Mont et al. [22] verglichen in einer Metaanalyse die Ergebnisse der Femurkopfanbohrung mit denen einer konservativen Therapie mit reiner Entlastung (n=1206). Nach 34 Monaten erlitten 78% der Patienten in der konservativen Gruppe eine deutliche Beschwerdeverschlechterung, 74% zeigten zusätzlich eine radiologische Progression. Ähnlich ernüchternde Ergebnisse fanden Koo et al. [17], die in 78% der konservativ behandelten Patienten einen Kollaps des Femurkopfes nach 24 Monaten fanden.

Eine Ausnahme bilden die seltenen Subtyp-A-Läsionen (ca. 5%), bei denen eine Progression selten ist [11]. Ebenso verhält es sich im reversiblen Initialstadium.

Allerdings ist die lange Entlastungsphase kaum jemandem zuzumuten.

Magnetfeldtherapie

In experimentellen Versuchen zeigte sich nach Magnetfeldtherapie eine vermehrte Revaskularisation und Knochenneubildung. Bis heute bleibt der Nutzen aber fragwürdig. Lediglich zwei Arbeiten mit retrospektiven Design beschreiben eine Verbesserung der klinischen Beschwerden in 64% und einen Stillstand der Progression der Nekrose im Röntgenbild bei 84% der Fälle [1, 6]. In beiden Arbeiten wurden die Verlaufsparameter nur an konventionellen Röntgenbildern beschrieben, ohne MRT-Verlaufkontrollen zu verwenden.

Die Magnetfeldtherapie sollte nach heutigem Stand nicht als alleinige konservative Therapie angewandt werden, allenfalls kommt sie als adjuvante Therapie nach chirurgischen Maßnahmen in Frage.

Extrakorporelle Stoßwellentherapie (ESWT)

In der Behandlung von Pseudarthrosen und Überlastungsschäden am Bewegungsapparat hat sich die ESWT zu einer etablierten Therapieform entwickelt. Der Einsatz in der Behandlung der Femurkopfnekrose stellt eine Erweiterung des Therapiespektrums dar.

In der Literatur findet sich eine prospektive Studie mit einem Follow-up von 12 Monaten [16]. Die Studie berichtet über eine Besserung der Symptome in 66% der Fälle und einen Stillstand bzw. Rückbildung der pathologischen Prozesse in 72%. Bei den untersuchten Fällen wurden Stadien I–III nach Ficat behandelt. Eine Zuordnung des Ausgangsstadiums und zum Therapieergebnis fehlt jedoch. Ähnliche Ergebnisse zeigt auch eine neue Arbeit von Wang et al. [36], der Ergebnisse der EWST mit einer Anbohrung in Kombination mit einem nicht vaskularisierten Fibulatransplantat verglich. Nach durchschnittlich 25 Monaten konnte anhand des Harris-Hip-Scores in der EWST-Gruppe bei 79% der untersuchten Patienten eine Verbesserung, in 10% ein Stillstand und in 10% eine Verschlechterung festgestellt werden. Die operative Gruppe zeigte nur in 29% eine Verbesserung, 36% waren unverändert und 36% verschlechterten sich.

Insgesamt besteht die Literaturauswahl überwiegend aus Einzelberichten, sodass eine abschließende Bewertung noch nicht erlaubt ist.

Medikamentöse Behandlung

Die medikamentöse Therapie der Osteonekrose stützt sich bis zum heutigen Zeitpunkt weitgehend auf Erfahrungsberichte. Über die Anwendung von peripheren Vasodilatatoren oder Calciumantagonisten liegen keine kontrollierten Studien vor. Auch der Versuch, die Durchblutung im Femurkopf durch den Einsatz der hyperbaren Oxygenation zu verbessern, ist allenfalls im experimentellen Sektor anzusiedeln [2, 3, 27].

Um die Revaskularisierung zu beeinflussen, steht das Prostaglandin-Analogon Iloprost zur Verfügung, das in der Behandlung der peripheren arteriellen Verschlusskrankheit, des Raynaud-Syndroms und der pulmonalen Hypertonie eingesetzt wird.

Aigner et al. [4] verglichen die Ergebnisse der Core-Dekompression mit denen einer medikamentösen Behandlung mit Iloprost. Nach 3 Monaten zeigten sich in den MRT-Verlaufskontrollen gleichwertige Ergebnisse. Einschränkend muss angefügt werden, dass es sich hierbei um Knochenmarködeme im Sinne einer transienten Osteoporose gehandelt haben könnte. Ein großer Nachteil der Iloprostbehandlung liegt jedoch in der deutlich erhöhten Blutungsgefahr inklusive intrazerebraler Blutungen.

Eine neue Therapieform ist der Einsatz von Alendronat, das sich in der antiosteoporotischen Therapie etabliert hat. Aktuell existieren hierzu zwei randomisierte und prospektive Studien, deren Schwachpunkt jedoch der kurze Nachunter-

suchungszeitraum ist. Nishii et al. [26] konnten nach Behandlung über 12 Monate mit Alendronat eine verminderte Schmerzaktivität und seltener einen Kopfeinbruch beobachten. Lai et al. [20] kommen hier zu ähnlichen Schlussfolgerungen. Der Nachuntersuchungszeitraum betrug 24 Monate. Trotzdem können Bisphosphonate die Durchblutung beeinträchtigen und somit evtl. sogar das Gegenteil bewirken.

Ein weiterer Therapieansatz, um nekrotischen Knochen in der Femurkalotte wieder aufzubauen, wäre der Einsatz von Strontium, das eine osteoanabole Wirkung zeigt. Genauso wie Alendronat wird es bereits in der Behandlung der Osteoporose eingesetzt. Dies kann jedoch aktuell nur als Denkansatz zur Therapie der Hüftkopfnekrose gewertet werden, da Studien zu diesem Medikament bis dato fehlen.

Zusammenfassend zeigen alle konservativen Therapieformen in der Behandlung der Femurkopfnekrose nur einen geringen wissenschaftlich fundierten Stellenwert. Nach unserer Meinung kann nach derzeitiger Datenlage eine konservative Therapie, z.B. anhand der mechanischen Entlastung, EWST, medikamentöser Therapie nur im reversiblen Stadium I oder in der Behandlung der transienten Osteoporose in Betracht gezogen werden. Im Übrigen können die dargelegten Therapieformen nur als Ergänzung zu einer stadienbezogenen operativen Therapie angewandt werden oder wenn operative Maßnahmen kontraindiziert sind.

▌ Operative Therapie

Hüftkopfanbohrung

Das Prinzip der Hüftkopfanbohrung besteht in einer Entlastung des intraossären Drucks im Femurkopf, um die Durchblutung zu verbessern und den Reparaturmechanismus im Nekrosebezirk zu unterstützen.

Bereits vor 30 Jahren wurde diese Methode durch Ficat und Arlet eingeführt. Sie entfernten einen ca. 8 mm dicken Stanzzylinder. In unserer Klinik wird über einen lateralen Zugang ein 2–2,5 mm dicker Kirschner-Draht mindestens zehnmal in den Nekrosebezirk eingebracht (Abb. 1.6). Postoperativ erfolgt eine Entlastung für 6–12 Wochen. Mit dieser Methode ist eine Schenkelhalsfraktur nahezu ausgeschlossen, während bei Anwendung der Zylinderstanzbohrung eine Schenkelhalsfrakturrate von 1,5–3% angegeben wird.

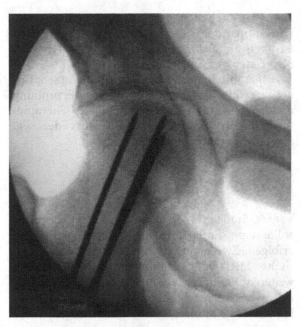

Abb. 1.6. Anbohrung des Nekrosebezirks mit Kirschner-Drähten der Stärke 2.0.

In prospektiven und retrospektiven Studien mit hohen Fallzahlen und Nachuntersuchungszeiträumen von 3,3–15 Jahren zeigten sich Erfolge im Stadium I von 84–100%, im Stadium II von 47–84% und im Stadium III von nur noch 0–23% [8, 22, 23, 28–31].

Zusammenfassend stellt die Hüftkopfanbohrung für die Stadien I und II eine sichere, günstige und komplikationsarme Therapieform dar. Die Subtypen A und B sprechen hier besonders gut an [14]. Die Sonderform der transienten Osteoporose zeigt sehr gute Erfolge bei der Hüftkopfanbohrung mit sofortiger Schmerzfreiheit [12, 28, 29].

Nichtvaskularisierte Knochentransplantate

Die zusätzliche Anwendung von Spongiosaplastiken nach der Hüftkopfanbohrung bringt gute bis sehr gute Ergebnisse im Stadium I und II und für die Subklassifikation A [32]. Größere kortikale nichtvaskularisierte Knochentransplantate oder eine Unterstützung der Femurkappe durch Zementoplastik im Stadium III (Subklassifikation A und B) zeigen zwar in Studien mit kurzer Laufzeit und geringen Patientenzahlen gute Ansätze, sind jedoch sehr aufwendig, komplikationsreich und mit einer Entlastungs-

phase von bis zu 12 Monaten nur in sehr ausgewählten Fällen anzuwenden [13].

Vaskularisierte Knochentransplantate

Vaskularisierte Knochentransplantate haben im Vergleich zu nichtvaskularisierten Transplantaten eine raschere und verbesserte Einheilung. Die am häufigsten verwendete Technik ist die gefäßgestielte Fibulatransplantation. In den Stadien ARCO I und II stellten Lieberman et al. [21] ein besseres Abschneiden der vaskularisierten Transplantate im Vergleich zur Anbohrung fest. Vor allem große Defekte (Subklassifikation C) konnten mit Erfolg behandelt werden.

Aldridge et al. [5] behandelten 224 Hüften im ARCO-Stadium III mit Hilfe des gefäßgestielten Fibulatransplantats. In dieser retrospektiven Studie zeigte sich in 67,4% der Fälle ein Stillstand nach 2 Jahren und in 64,5% nach 5 Jahren. Der Harris-Hip-Score verbesserte sich von 54,5 Punkten auf 81 Punkte.

Insgesamt handelt es sich hierbei um eine sehr aufwendige, zeit- und kostenintensive operative Technik. In den Stadien I und II scheint sie der Anbohrung nicht eindeutig überlegen zu sein. Im Stadium III stellt sie sicherlich bei richtiger Indikationsstellung und jungen Patienten eine interessante kopferhaltende Alternative zur Umstellungsosteotomie oder zur endoprothetischen Versorgung dar.

Umstellungsosteotomie

Das Prinzip der Umstellungsosteotomie besteht in einer Herausdrehung des nekrotischen Bezirks aus der maximalen Belastungszone, einer Senkung der aus dem Gelenk resultierenden Krafteinwirkung und somit des intraossären Drucks. Angewendet werden zwei- und dreidimensionale Korrekturen. Hierunter kommen am häufigsten Varisierungsosteotomien oder kombinierte Flexionsosteotomien zum Einsatz. Erfahrungen über die technisch sehr anpruchsvolle Sugioka-Rotationsosteotomie liegen aus Japan vor [7, 34].

Mont et al. [22] berichten über sehr gute bis gute Ergebnisse im Harris-Hip-Score nach Umstellungsosteotomien und werden hier durch die Arbeiten von Ito et al. [15] bestätigt, die bei 73% der Patienten ein sehr gutes bis gutes Ergebnis feststellten. Wagner et al. [35] verzeichnete ebenfalls gute Ergebnisse.

In einer systematischen Literaturanalyse empfehlen Dienst et al. [7], junge Patienten unter 45 Jahren mit kleinen Nekrosebezirken (Subklassifikation A und B) in den ARCO-Stadien III und IV mit einer exakt geplanten Umstellungsosteotomie zu behandeln.

Hiermit liegt eine echte Therapiealternative zum künstlichen Gelenkersatz vor. Die Indikation sollte jedoch streng gestellt werden. Eine hohe Komplikationsrate und die lange Entlastungsphase (3–6 Monate) sollten in die Entscheidungsfindung mit einfließen. Zu beachten ist ebenfalls, dass eine spätere Endoprothesenversorgung erheblich erschwert sein kann.

Künstlicher Gelenkersatz

Trotz Erfolgen alternativer Therapieformen wie gefäßgestielte Transplantate und Umstellungsosteotomien im postkollaptischen Stadium bleibt bei den fortgeschrittenen Stadien (ARCO III und IV, Abb. 1.7) der künstliche Gelenkersatz der Goldstandard [9]. Da es sich meist um jüngere Patienten handelt, empfehlen wir die Wahl zementfreier Implantate. Auch neuere Implantate wie Kurzschaftprothesen können in Betracht gezogen werden [9, 25]. Nekrotische Anteile im Kopf und Schenkelhals sind eine klare Kontraindikation für Hüftkappenprothesen.

Wachstums- und Differenzierungsfaktoren

Die Bedeutung dieser Faktoren für die Regulation des Knochenstoffwechsels konnte in experi-

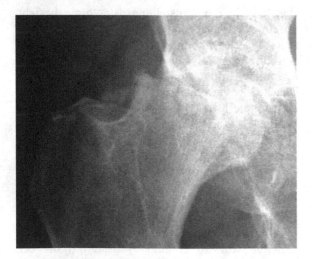

Abb. 1.7. Femurkopfnekrose im ARCO-Stadium IV mit kompletter Zerstörung des Femurkopfes und Befall des Azetabulums inklusive arthotischer Veränderungen.

mentellen Arbeiten gezeigt werden. Ihre Rolle im Rahmen der Therapie der Femurkopfnekrose ist noch unbekannt bzw. es liegen nur sehr wenige Daten vor.

Insgesamt befindet sich diese Therapieoptionen erst am Anfang der klinischen Erprobung und sollte aktuell als experimentelle Therapieform nur in Kombination mit einer der o.g. Standardtherapien eingesetzt werden.

▌ Fazit

▌ **ARCO-Stadium 0.** In der akuten Schmerzphase sollte eine Entlastung an Unterarmgehstützen erfolgen. Zwingend ist eine frühzeitige diagnostische MRT-Untersuchung beider Hüften. Bei weiteren Beschwerden und/oder hohem Osteonekroserisiko regelmäßige MRT-Verlaufskontrollen alle 6–12 Monate.

▌ **ARCO-Stadium I.** Initial kann eine Entlastung an Unterarmgehstützen und eine MRT-Kontrolle nach 3 Monaten erfolgen. Im Falle einer transienten Osteoporose kann eine entsprechende Entlastung zur Schmerzreduktion und Ausheilung führen. In diesem Fall ist eine kombinierte medikamentöse Behandlung mit Iloprost (20 µg für 5 Tage i.v.) möglich.

Falls es zu einer Zunahme der Beschwerden und/oder einer Demarkierung und Zunahme der nekrotischen Bezirke kommt, empfehlen wir die Entlastungsbohrung.

Unserer Erfahrung nach führt eine Hüftkopfentlastungsbohrung zur sofortigen Schmerzreduktion in beiden Fällen (Abb. 1.8). Eine monatelange Entlastung ist zudem den meisten Patienten nicht zu vermitteln.

▌ **ARCO-Stadium II.** Kleine bis mittlere Defekte sollten mit einer Anbohrung behandelt werden. Diese empfehlen wir in o.g. Technik. Die Abb. 1.7 und 1.8 zeigen ein Verlauf über ein Jahr. Subtyp-A- und -B-Herde können zusätzlich mit einem Knochentransplantat (Spongiosaplastik/ nichtvaskularisiertes kortikales Transplantat) kombiniert werden. Allerdings sollte dann eine bis zu dreimonatige Entlastung erfolgen.

In speziellen Fällen können bei großen Defekten vaskularisierte Fibulatransplantate angewendet werden. Hier sollte aufgrund der aufwendigen Technik eine strenge Indikationsstellung erfolgen (Alter, Compliance, Genese der Nekrose).

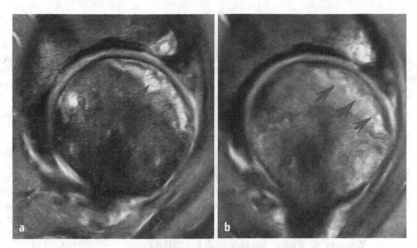

Abb. 1.8. a Femurkopfnekrose im ARCO-Stadium II vor der Anbohrung. **b** Die gleiche Region ein Jahr postoperativ nach Anbohrung. Der Patient ist beschwerdefrei, das MRT zeigt kein Fortschreiten der Erkrankung, insbesondere kein Kalottenkollaps und kein Mondsichelzeichen (Crescent-Zeichen).

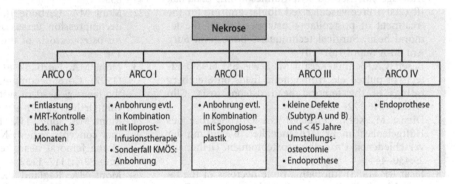

Abb. 1.9. Stadienabhängiges Vorgehen in unserer Klinik.

▮ **ARCO-Stadium III.** Bei Vorliegen von prognostisch ungünstigen Voraussetzungen (Cortisongenese, Alter, Compliance, Risikofaktoren, Defektgröße C) empfehlen wir den endoprothetischen Gelenkersatz (Abb. 1.9).

Bei kleinen bis mittleren Defekten und entsprechendem Patientengut kann die aufwendige Umstellungsosteotomie eine sinnvolle Alternative darstellen. Die Anwendung von vaskularisierten Fibulatransplantaten sollte nur speziellen Patienten vorbehalten bleiben. Sie sollte in Zentren mit entsprechendem mikrochirurgischen Equipment und Erfahrung durchgeführt werden.

▮ **ARCO-Stadium IV.** Bei kleinen bis mittelgroßen Läsionen der Subtypen A und B kann in ausgesuchten Fällen eine Umstellungsosteotomie oder ein gefäßgestieltes Fibulatransplantat als gelenkerhaltender Eingriff angeboten werden.

In den allermeisten Fällen empfehlen wir jedoch die endoprothetische Versorgung.

▮ **Ausblick**

Die ersten Versuche mit einer Anbohrung und zeitgleichem Einbringen von osteoinduktiven Faktoren wie BMP2 waren leider erfolglos. Neuere Versuche mit auf Matrix eingebrachten Wachstumsfaktoren laufen und können ggf. in wenigen Jahren unsere Empfehlungen verändern. Solange jedoch genaue Ursachen für die Hüftkopfnekrose nicht bekannt sind, wird eine spezifische Therapie weiterhin schwierig bleiben.

▌ Literatur

1. Aaron RK, Lennox D, Bunce GE, Ebert T (1989) The conservative treatment of osteonecrosis of the femoral head. A comparison of core decompression and pulsing electrmagnetic fields. Clin Orthop 249:209–218

2. Aigner N, Petje G, Schneider W, Krasny C, Grill F, Lansiedl F (2002) Juvenile bone-marrow edema of the acetabulum treated by iloprost. J Bone Joint Surg Br 84:1050–1052

3. Aigner N, Meizer R, Stolz G, Petje G, Krasny C, Lansiedl F, Steinboeck G (2003) Iloprost for the treatment of bone marrow edema in the hindfoot. Foot ankle Clin 8:683–693

4. Aigner N, Petje G, Schneider W, Meizer R, WLK M, Kotsaris S, Knahr K, Lansiedl F (2005) Bone marrow edema syndrom of the femoral head: treatment with the prostacyclin analogue iloprost vs core decompression: an MRI-controlled study. Wien Klin Wochenschrift 117:130–135

5. Aldridge JM, Berend KR, Gunneson EE, Urbaniak JR (2004) Free vascularized fibular grafting for the treatment of postcollapse osteonecrosis of the femoral head. Surgical technique. J Bone Joint Surg Am 86-A Suppl 1:87–101

6. Basett CA, Schink-Ascani M, Lewis SM (1989) Effects of pulsed electromagnetic fields on Steinberg ratings of the femoral head osteonecrosis. Clin Orthop 246:172–185

7. Dienst M, Kohn D (2000) Die Osteonekrose des Hüftgelenkes im Erwachsenenalter: Bedeutung der verschiedenen Umstellungsosteotomien. Orthopäde 29:430–444

8. Ficat RP (1985) Idiopathic bone necrosis of the femoral head. Early diagnosis and treatment. J Bone Joint Surg Br 67:3–9

9. Fink B, Rüther W (2000) Partial and total joint replacement in femur head necrosis. Orthopäde 29:449–456

10. Guerra JJ, Steinberg ME (1995) Distinguishing transient osteoporosis from avascular necrosis of the hip. J Bone Joint Surg Am 77:616–624

11. Hofmann S, Mazieres B (2000) Osteonekrose: Natürlicher Verlauf und konservative Therapie. Orthopäde 29:403–410

12. Hofmann S, Schneider W, Breitenseher M, Urban M, Plenk HJ (2000) Transient osteoporosis as a spezial reversible form of femur head necrosis. Orthopäde 29:411–419

13. Hofmann S, Kramer J, Plenk H (2005) Die Osteonekrose des Hüftgelenkes im Erwachsenenalter. Orthopäde 34:171–183

14. Hungerford DS, Jones LC (2004) Asymptomatic osteonecrosis: should it be treated? Clin Orthop 429:124–130

15. Ito H, Kaneda K, Matsuno T (1999) Osteonecrosis of the femoral head. Simple varus intertrochanteric osteotomy. J Bone Joint Surg Br 81:969–974

16. Ludwig J, Lauber S, Lauber HJ, Dreisilker U, Raedel R, Hotzinger H (2001) High-energy shock wave treatment of femoral head necrosis in adults. Clin Ortho 387:119–126

17. Koo KH, Kim R, Ko GH, Song HR, Jeong ST, Cho SH (1995) Preventing collaps in early osteonecrosis of the femoral head. A randomised clinical trial of core decompression. J Bone Joint Surg Br 77:870–874

18. Koo KH, Jeong ST, Jones JP jr (1999) Borderline necrosisn of the femoral head. Clin Orthop 361:158–165

19. Kramer J, Breitenseher M, Imhof H, Plenk H, Urban M, Hofmann S (2000) Bildgebung der Hüftkopfnekrose. Orthopäde 29:380–388

20. Lai KA, Shen WJ, Yang CY, Shao CJ, Hsu JT, Lin RM (2005) The use of alendronate to prevent early collapse of the femoral head in patients with non traumatic osteonecrosis. J Bone Joint Surg Am 87:2155–2159

21. Liebermann JR, Berry DJ, Mont MA, Aaron RK, Callaghan JJ, Rayadhyaksha A, Urbaniak JR (2002) Osteonecrosis of the hip: Management in the twenty-first century. J Bone Joint Surg Am 94:833–853

22. Mont MA, Carbone JJ, Fairbank AC (1996) Core decompression versus non operative management for osteonecrosis of the hip. Clin Orthop 324:169–178

23. Mont MA, Fairbank AC, Petri M, Hungerford DS (1997) Core decompression for osteonecrosis of the femoral head in systemic lupus erythematodes. Clin Orthop 334:91–97

24. Mont MA, Jones LC, Hungerford DS (2006) Current concepts review: Non traumatic osteonecrosis of the femoral head: ten years later. J Bone Joint Surg 88A:1117–1132

25. Mont MA, Ragland PS, Parvizi J (2006) Surgical treatment of osteonecrosis of the hip. Instr Course Lect 55:167–172

26. Nishii T, Sugano N, Miki H, Hashimoto J, Yoshikawa H (2006) Does alendronate prevent collapse in osteonecrosis of the femoral head? Clin Orthop 443:273–279

27. Petje G, Radler C, Aigner N, Kriegs-Au G, Ganger R, Grill F (2002) Aseptic osteonecrosis in childhood: diagnosis and treatment. Orthopäde 31:1027–1038

28. Rader CP, Gomille T, Eggert-Durst M, Hendrich C, Eulert J (1997) Ergebnisse nach Hüftkopfanbohrung bei der Hüftkopfnekrose des Erwachsenen – 4 bis 18 Jahre Verlaufskontrolle. Z Orthop 135:1–11

29. Radke S, Rader C, Kenn W, Kirschner S, Walther M, Eulert J (2003) Transient marrow edema syndrome of the hip: results after core decompression. A prospective MRI-controlled study in 22 patients. Arch Orthop Trauma Surg 123:223–227

30. Scully SP, Aaron RK, Urbaniak JR (1998) Survival analysis of the hips treated with core decompression or vascularized fibular grafting because of avascular necrosis. J Bone Joint Surg Am 80:1270–1275

31. Simank HG, Brocai DR, Brill C, Lukoschek M (2001) Comparison of results of core decompres-

sion and intertrochanteric osteotomy for nontraumatic osteonecrosis of the femoral head using cox
regression and survivorship analysis. Arthroplasty
16:790–794

32. Steinberg ME, Bands RE, Parry S, Hoffman E,
Chan T, Hartmann KM (1999) Does lesion size af-
fect the outcome in avascular necrosis? Clin
Orthop 367:262–271

33. Steinberg ME, Larcom PG, Strafford B, Hosick
WB, Corces A, Bands RE, Hartman KE (2001)
Core decompression with bone grafting for osteonecrosis of the femoral head. Clin Orthop 386:71–
78

34. Sugioka Y, Hotokebuchi T, Tsutsui H (1992) Trans-
trochanteric anterior rotational osteotomy for idiopathic an steroid-induced necrosis of the femoral
head: indications and long-term results. Clin
Orthop 277:111–120

35. Wagner H, Baur H, Wagner M (1990) Joint-preser-
ving osteotomy in segmental femur head necrosis.
Orthopäde 19(4):208–218

36. Wang CJ, Wang FS, Huang CC, Yang KD, Weng
LH, Huang HY (2005) Treatment for osteonecrosis
of the femoral head: comparison extracorporeal
shock waves with core decompression and bone-
grafting. J Bone Joint Surg Am 87:2380–2387

■ Knochennekrose unter Chemotherapie

W. Drescher, A. A. Kurth

■ Einleitung

Die Chemotherapie ist heute als alleinige Behandlung oder neoadjuvante Therapie fester Bestandteil der onkologischen Therapie. Eine Komplikation der Chemotherapie bei verschiedenen Neoplasien ist die Knochennekrose. Die auftretenden Knochennekrosen sind bevorzugt an der Hüfte (19 von 29 betroffenen Regionen) lokalisiert sowie am proximalen Humerus [8], am Sprunggelenk [9], an den Handwurzelknochen [7] und multifokal [26]. Sie treten im Gefolge verschiedener Chemotherapieschemata und bei verschiedenen Tumoren auf (Tab. 1.3).

■ Geschichte

Franz König berichtete 1887 von einem Fall von Osteochondritis dissecans bei einem 28-jährigen Schuhmacher, das vermutlich die erste Erwähnung einer avaskulären Knochennekrose in der Literatur darstellt [32]. Der ischämische Aspekt der avaskulären Hüftkopfnekrose wurde erst von Axhausen beschrieben [5]. 1925 dokumentierte Haenisch einen Fall von avaskulärer Hüftkopfnekrose als ersten Fall von Arthritis dissecans der Hüfte bei einem 30-jährigen Patienten [19]. 1957 berichteten Pietrogrande und Mastromarino erstmals von einer Hüftkopfnekrose unter Cortisontherapie [46].

■ Ätiologie

Zu unterscheiden ist die atraumatische von der posttraumatischen Hüftkopfnekrose. Bei 1421 Patienten mit akuter lymphoblastischer Leukämie unter 18 Jahren traten unter Chemotherapie bei 15 Patienten (1,1%) symptomatische Knochennekrosen an 29 Körperregionen auf [1]. In dieser AIEOP-ALL-95-Studie wurden während der Induktionsphase 60 mg/m^2 Körperoberfläche Prednison und in der Reinduktionsphase 10 mg/m^2 Dexamethason gegeben. Die Zeit zwischen der Diagnose einer ALL und dem Entdecken der Osteonekrose betrug im Mittel 17 Monate (von 8 bis 45 Monate). In einzelnen Fällen wird vom Auftreten von Osteonekrosen nach Chemotherapie ohne Steroide berichtet (Tab. 1.3). Ishii et al. sehen das Cyclophosphamid in ihrem Fallbericht als Risikofaktor an [23]. In einem Patientengut mit Hüftkopfnekrose war ein Anteil von 39% alkoholinduziert, 27,8% waren mit Steroiden und 21,5% mit einer Hyperurikämie assoziiert [24]. Von 2500 Hüftkopfnekrosen in Japan im Jahr 1988 waren 34,7% steroidassoziiert, 21,8% alkoholbedingt und 37,1% wurden als idiopathisch bewer-

Tabelle 1.3. Übersicht über Fallberichte von Osteonekrosen nach Chemotherapie. In den meisten Fällen beinhaltete die Chemotherapie Cortison, und es war der Hüftkopf von der Osteonekrose betroffen

Autor	Fallzahl	Tumordiagnose	Chemotherapie	Steroidanteil	Lokalisation
Perloff et al. 1980	2	Mammakarzinom	CMFVP	ja	Hüftkopf
Ishii et al. 1984	2	Neuroblastom	VAC	nein	multipel
Forrai et al. 1994	19	Hodenkarzinom	PVB	ja	Hüftkopf
Jones et al. 1994	1	Lungenkarzinom (kleinzellig)	EC, EP	ja	multipel
Gogas et al. 1996	1	Ovarialkarzinom	multipel	ja	Hüftkopf
Winquist et al. 2001	2	Hodenkarzinom	PVB, BEP	ja	Hüftkopf

BEP = Bleomycin, Etoposid, Cisplatin; CMFVP = Cyclophosphamid, Methothrexat, Fluorouracil, Vincristin, Prednison; EC = Etoposid, Carboplatin; EP = Etoposid, Cisplatin; PVB = Cisplatin, Vinblastin, Bleomycin; VAC = Vincristin, Dactinomycin, Cyclophosphamid.

tet [2]. In einer prospektiven Studie litten 20% der Patienten ein Jahr nach Organtransplantation und assoziierter Glucocorticoidbehandlung an einer Hüftkopfnekrose [36]. Bei 248 Patienten, die Glucocorticoide bei einer Organtransplantatabstoßung erhielten, fand sich eine Osteonekrose-Inzidenz von 13% im ersten, 27% im dritten und 36% im sechsten Jahr nach Nierentransplantation [37]. Obwohl die heute etablierte zusätzliche Gabe von Ciklosporin A als Immunsuppressivum eine Dosisverminderung der Glucocorticoide bei der akuten Abstoßungsreaktion ermöglicht, ist die Osteonekrose noch immer eine gefürchtete Komplikation nach Organtransplantation bei Erwachsenen und Kindern [13, 14]. Weitere ätiologische Risikofaktoren sind die Caissonkrankheit der Taucher [29], die Sichelzellanämie [42] und der Morbus Gaucher [31].

In den letzten Jahren wird vermehrt über das Auftreten von Kiefernekrosen unter Bisphosphonattherapie berichtet [35], und zwar werden etwas häufiger Nekrosen der Mandibula beobachtet. Es ist jedoch nicht klar, ob hierbei eine der steroidassozierten Knochennekrose vergleichbare Pathogenese zugrunde liegt, denn bei den meisten Patienten mit Kiefernekrose unter Bisphosphonattherapie wurde auch eine bakterielle Infektion gefunden.

▌ Epidemiologie

Die Osteonekrose ist Indikation für 10% der mehr als 500 000 Ersatzoperationen des Hüftgelenks, die jährlich in den USA vorgenommen werden [34]. Die Patienten sind jung. Das Durchschnittsalter der Patienten, die aufgrund von Femurkopfnekrosen eine Hüftvollendoprothese erhalten, beträgt 38 Jahre; nur 20% dieser Patienten sind älter als 50 Jahre [39]. Von der nichttraumatischen Knochennekrose sind überwiegend Männer betroffen. Bei der AIEOP-ALL-95-Studie [1] war jedoch das Risiko für das Auftreten einer Osteonekrose besonders hoch bei weiblichen Patienten zwischen 10 und 17 Jahren.

Die steroidinduzierten Femurkopfnekrosen sind studienabhängig bilateral zwischen 39,8% [24] und 88,5% [20]. Neben dem Hüftkopf findet man steroidinduzierte Osteonekrosen am Humeruskopf [41], am Kniegelenk [40], der Patella [6] sowie am Ellenbogengelenk [33].

▌ Gefäßversorgung des Femurkopfs

Das proximale Femur wird durch die Aa. circumflexae femoris medialis und lateralis versorgt, die beide aus der A. profunda femoris oder seltener aus der A. femoralis direkt hervorgehen. Die Äste der A. circumflexa femoris lateralis, die die anteriore Region der proximalen Femurmetaphyse versorgen, entspringen in Höhe des lateralen Randes des M. iliopsoas [22]. Die A. circumflexa femoris medialis, das bedeutendste Gefäß für die Versorgung des proximalen Femurs, verläuft in der Fossa trochanterica, wo die Arterie Äste zum Trochanter minor abgibt. Hier zweigt auch der R. posterior inferior ab, der die Hüftgelenkkapsel an ihrem Ansatz am Collum ossis femoris penetriert. Dieses Gefäß zieht unmittelbar auf dem Collum femoris hinauf, um dieses mit 2 oder 3 Ästen zu penetrieren und zu versorgen [22]. Der R. posterior inferior gibt in dieser Region ebenfalls 3 oder 4 größere Äste ab, die die Hüftgelenkkapsel penetrieren und distal der Knorpelgrenze des Caput femoris in größere Foramina eintreten und den Femurkopf versorgen [22]. Einige Äste ziehen unter Umgehung der Epiphysenfuge direkt in die Epiphyse hinein.

Die Epiphysenfuge grenzt die Femurkopfepiphyse von der inferolateral liegenden proximalen Femurmetaphyse ab. Sie stellt während des Wachstums eine Barriere für die Blutversorgung dar [50]. Zwei Drittel bis zu vier Fünftel der Femurkopfepiphyse werden durch die intraossär liegenden lateralen epiphysären Arterien, Äste des R. posterior inferior der A. circumflexa femoris medialis, versorgt [50]. Die lateralen epiphysären Arterien folgen in ihrem Verlauf kranial der Epiphysenfuge des Caput femoris. Die mediale epiphysäre Arterie ist der Ast der A. obturatoria, der durch das Lig. capitis femoris verläuft. Die lateralen und medialen Arterien des Femurkopfs anastomosieren miteinander intraossär.

▌ Pathogenese

Als hauptsächlich ätiologisch wirksamer Bestandteil der Chemotherapie bei der Verursachung einer Osteonekrose wird das Cortison angesehen [49, 51]. In der Literatur zur Pathogenese der steroidinduzierten Osteonekrose werden hauptsächlich zwei Theorien diskutiert [39].

Gemeinsam ist diesen Theorien, dass von einer oder mehreren Ischämiephasen, d.h. Phasen gestörter Blutzufuhr, im betroffenen Knochenareal ausgegangen wird. Fettembolien, ausgehend von einer steroid- oder alkoholinduzierten Fettleber, konnten im Gefäßbett von Lunge, Nieren, Milz, Pankreas und Zerebrum nachgewiesen werden [21]. Jones fand zum erstenmal systemische Fettembolien nach Nierentransplantation und begleitender Glucocorticoidgabe [30]. Freie Fettsäuren können die Endothelwand angreifen und eine Aktivierung von Thrombozyten und Prokoagulanzien auslösen [27]. So kommt es in den Arteriolen zur retrograden Thrombusbildung und aufgrund von lokalem Gerinnungsfaktor- und Thrombozytenmangel distal hiervon zur Blutung. Über einen sytemischen Effekt von Glucocorticoiden auf die Gerinnung durch erhöhte Plasmafibrinogenspiegel wurde berichtet [45]. Thrombophilie und Hypofibrinolyse wurden bei 12 Fällen von steroidinduzierter Osteonekrose beschrieben [18].

Eine prokoagulatorische Aktivität ist bei Kindern mit akuter lymphatischer Leukämie (ALL) unter Chemotherapie mit L-Asparaginase und hoch dosiertem Methylprednisolon bekannt [44].

Eine zweite Theorie geht von einer steroid- oder alkoholinduzierten Hypertrophie der Fettzellen im Knochenmarkraum aus [53]. Fettzellhypertrophie konnte im Femurkopf von Kaninchen nach fünfmonatiger Methylprednisolonbehandlung nachgewiesen werden [38, 53]. Die Volumenzunahme der Fettzellen bedingt eine intraossäre Drucksteigerung im Hüftkopf mit Kompression der Kapillaren und Sinus als Endstrecke der Blutversorgung im Knochen [52]. Eine In-vitro-Behandlung von pluripotenten Stammzellen des Knochenmarks von Mäusen mit Dexamethason bewirkte die Differenzierung dieser Zellen zu Fettzellen [10]. So könnten Glucocorticoide eine Fettzellhyperplasie und -hypertrophie im Knochenmark bewirken, hierdurch den intraossären Druck steigern und die Hüftkopfdurchblutung senken. Eine weniger vertretene Hypothese zur Pathogenese der Osteonekrose geht von einer direkt zytotoxischen Wirkung von Glucocorticoiden auf die Osteozyten aus [16].

Die aufgeführten Hypothesen zur Pathogenese der Osteonekrose werden kontrovers diskutiert. In der Literatur liegt bislang keine Arbeit vor, die die Wirkung von Glucocorticoiden auf die Funktion der Knochengefäße untersucht. Es konnte aber gezeigt werden, dass das nekro-

tische Areal bei Hüftkopfnekrose in der Endstrombahn der lateralen epiphysären Arterien liegt (1,5) und dass diese Arterien bei der Hüftkopfnekrose pathologische Veränderungen aufwiesen [4, 11, 43].

Eine Dosis-Wirkungs-Beziehung zwischen der Steroiddosis und deren Wirkung auf die Durchblutung des Hüftkopfs ist bisher nicht bekannt. Ebenso ist die zeitliche Abfolge von Steroidgabe und Veränderung der Hüftkopfdurchblutung unbekannt. Bei Nierentransplantierten war eine über 3 Monate kumulierte Dosis von 2000 mg Methylprednisolon, intravenös als Pulstherapie gegeben, kritisch für die Osteonekrose-Inzidenz [48]. Eine einzelne intramuskuläre Gabe von 20 mg/kg Körpergewicht Methylprednisolon erzeugte multifokale Osteonekrosen im Kaninchenmodell mit einer Latenz von 4 Wochen [54].

▍ Pathologie

Jones definierte die Osteonekrose als „den Tod aller zellulären Elemente des Knochens" [28]. Die Femurkopfnekrose ist bevorzugt in der kraniomedialen Zone lokalisiert [12, 39, 47].

Remagen beschreibt einen dreiphasigen Verlauf der morphologischen Veränderungen. In der ersten Phase sind lichtmikroskopisch herdförmige Knochenmarknekrosen zu erkennen [3, 15–17]. Über die Art des zuerst betroffenen Knochenmarkanteils wird noch diskutiert. Jones und Hungerford beschrieben in ihren Versuchen an Ponys zuerst Läsionen des roten, blutbildenden Knochenmarks, während Arlet et al. das Fettmark als hauptsächlich betroffen beschrieben [3].

In der zweiten Phase verschmelzen die einzelnen Nekroseherde und zeigen sekundäre Hämorrhagien. Nekrotische Fettzellen des Knochenmarks setzen hierbei Fett frei, das sekundär kalzifiziert. Sobald die Nekrosezone Knochentrabekel einschließt, werden auch nekrotische Osteozyten lichtmikroskopisch sichtbar [3]. Elektronenmikroskopisch konnten in vitro jedoch nekrotische Osteozyten bereits nach 4 Stunden Ischämie gefunden werden [25]. An nekrotischen Trabekeln beginnt die Reparation in Form der Anlagerung von Lamellenknochen, bevor es zur Sequestration kommt.

In der dritten Phase ist die Sequestration der betroffenen Nekrosezone durch MRT und Röntgen darstellbar, was durch die hohe Resorp-

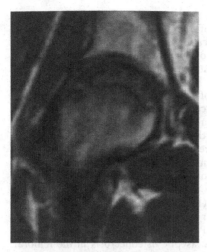

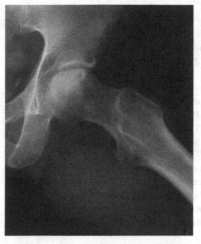

Abb. 1.10. Femurkopfnekrose im Stadium ARCO II bei einer 31-jährigen Patientin mit ebenfalls betroffener kontralateraler Hüfte. Die MRT zeigt eine typische Signaländerung kranial ohne Zeichen einer subchondralen Fraktur.

Abb. 1.11. Femurkopfnekrose im Stadium ARCO III bei einem 49-jährigen Patienten. Röntgenologisch ist an der kranialen Zirkumferenz des Femurkopfs eine dezente Abflachung zu erkennen.

tionsaktivität in der Grenzzone zwischen nekrotischem und vitalem Gewebe erklärbar ist [47].

∎ Klinisches Bild und Diagnostik

Die Symptomatik beginnt in 50% der Fälle mit spontan einsetzendem Leistenschmerz, der in die medioanteriore Knieregion ausstrahlt und später auch belastungsabhängig auftritt und durch Husten verstärkt werden kann [12 a].

Die Untersuchung der Hüfte ergibt eine eingeschränkte Beweglichkeit, insbesondere bei der Innenrotation und der Abduktion.

Im klinischen Gebrauch ist heute die ARCO-Klassifikation der Femurkopfnekrose [39]. Das Stadium 0 zeigt in keiner der heute verwendeten nichtinvasiven Untersuchungsmethoden einen positiven Befund, sondern nur in der Histologie [21 a]. Im Stadium II zeigt sich eine typische Signaländerung subchondral am Femurkopf ohne Zeichen der Kopfabflachung (Abb. 1.10). Im Stadium III kommt es zur Abflachung des Femurkopfs (Abb. 1.11). Die im Stadium III auftretende subchondrale Fraktur wird in der Nativröntgenbildgebung als „crescent sign" beschrieben (Tab. 1.4).

Tabelle 1.4. Klassifikation der Association de la Recherche sur la Circulation Osseuse (ARCO) zur Femurkopfnekrose. Wenn der Spalt der subchondralen Fraktur mit Gelenkflüssigkeit gefüllt ist, kommt im Stadium III das „crescent sign" im MRT zur Darstellung

	0	I	II	III	IV
∎ Röntgen	–	–	Sklerosierung	„crescent sign"	sekundäre Arthrosezeichen
∎ CT	–	sklerotischer Randsaum		subchondrale Fraktur	
∎ MRT	–	nekrotischer Bezirk und reaktive Randzone		MR-„crescent-sign"	
∎ Szintigraphie	–	„hot spot"		„hot in hot" oder „relative cold spot"	

█ Literatur

1. Arico M, Boccalatte MF, Silvestri D, Barisone E, Messina C, Chiesa R, Santoro N, Tamaro P, Lippi A, Gallisai D, Basso G, De Rossi G (2003) Osteonecrosis: An emerging complication of intensive chemotherapy for childhood acute lymphoblastic leukemia. Haematologica 88:747–753
2. Arlet J (1992) Nontraumatic avascular necrosis of the femoral head. Past, present, and future. Clin Orthop 12–21
3. Arlet J, Durroux R, Fauchier C, Thiechart M (1984) Histopathology of the nontraumatic necrosis of the femoral head: Topographic and evolutive aspects. In: Arlet J, Ficat P, Hungerford DS (eds) Bone Circulation. Williams & Wilkins, Baltimore, pp 296–305
4. Atsumi T, Yamano K, Muraki M, Yoshihara S, Kajihara T (2000) The blood supply of the lateral epiphyseal arteries in Perthes' disease. J Bone Joint Surg Br 82:392–398
5. Axhausen G (1909) Klinische und histologische Beiträge zur Kenntnis der juvenilen Arthritis deformans coxae. Charité Annalen
6. Baumgarten KM, Mont MA, Rifai A, Hungerford DS (2001) Atraumatic osteonecrosis of the patella. Clin Orthop 191–196
7. Beckmann J, Gotz J, Grifka J, Borisch N (2005) [Necrosis of the carpal scaphoid after chemotherapy. Case report]. Orthopäde 34:938–940
8. Chan BK, Bell SN (2000) Bilateral avascular necrosis of the humeral trochleae after chemotherapy. J Bone Joint Surg Br 82:670–672
9. Chollet CT, Britton L, Neel MD, Hudson MM, Kaste SC (2005) Childhood cancer survivors: an at-risk cohort for ankle osteonecrosis. Clin Orthop Relat Res 149–155
10. Cui Q, Wang GJ, Balian G (1997) Steroid-induced adipogenesis in a pluripotential cell line from bone marrow. J Bone Joint Surg Am 79:1054–1063
11. Ferguson AB jr (1985) Segmental vascular changes in the femoral head in children and adults. Clin Orthop 291–298
12. Ferguson AB jr (1985) Segmental vascular changes in the femoral head in children and adults. Clin Orthop 291–298
12a. Ficat RP (1985) Idiopathic bone necrosis of the femoral head. Early diagnosis and treatment. J Bone Joint Surg Br 67:3–9
13. Fryer JP, Benedetti E, Gillingham K, Najarian JS, Matas AJ (1994) Steroid-related complications in pediatric kidney transplant recipients in the cyclosporine era. Transplant Proc 26:91–92
14. Fryer JP, Granger DK, Leventhal JR, Gillingham K, Najarian JS, Matas AJ (1994) Steroid-related complications in the cyclosporine era. Clin Transplant 8:224–229
15. Glimcher MJ, Kenzora JE (1979) Nicolas Andry award. The biology of osteonecrosis of the human femoral head and its clinical implications: 1. Tissue biology. Clin Orthop 284–309
16. Glimcher MJ, Kenzora JE (1979) The biology of osteonecrosis of the human femoral head and its clinical implications. III. Discussion of the etiology and genesis of the pathological sequelae; comments on treatment. Clin Orthop 273–312
17. Glimcher MJ, Kenzora JE (1979) The biology of osteonecrosis of the human femoral head and its clinical implications: II. The pathological changes in the femoral head as an organ and in the hip joint. Clin Orthop 283–312
18. Glueck CJ, Freiberg R, Tracy T, Stroop D, Wang P (1997) Thrombophilia and hypofibrinolysis: pathophysiologies of osteonecrosis. Clin Orthop 334:43–56
19. Haenisch H (1925) Arthritis dissecans der Hüfte. Zentralbl Chir 52:999
20. Hauzeur JP, Pasteels JL, Orloff S (1987) Bilateral non-traumatic aseptic osteonecrosis in the femoral head. An experimental study of incidence. J Bone Joint Surg [Am] 69:1221–1225
21. Hill RB (1961) Fatal fat embolism from steroid-induced fatty liver. N Engl J Med 265:318–320
21a. Hofmann S, Kramer J, Leder K, Plenk H Jr, Engel A (1994) The non-traumatic femur head necrosis in the adult. I: pathophysiology, clinical picture and therapeutic options. Radiologe 34:1–10
22. Howe WW, Lacey T, Schwartz RP (1950) A study of the gross anatomy of the arteries supplying the proximal portion of the femur and the acetabulum. J Bone Joint Surg Am 32:856–866
23. Ishii E, Yoshida N, Miyazaki S (1984) Avascular necrosis of bone in neuroblastoma treated with combination chemotherapy. Eur J Pediatr 143:152–153
24. Jacobs B (1978) Epidemiology of traumatic and nontraumatic osteonecrosis. Clin Orthop 51–67
25. James J, Steijn-Myagkaya GL (1986) Death of osteocytes. Electron microscopy after in vitro ischaemia. J Bone Joint Surg [Br] 68:620–624
26. Jones DN (1994) Multifocal osteonecrosis following chemotherapy and short-term corticosteroid therapy in a patient with small-cell bronchogenic carcinoma. J Nucl Med 35:1347–1350
27. Jones JP jr (1992) Intravascular coagulation and osteonecrosis. Clin Orthop 277:41–53
28. Jones JP jr (1993) Pathophysiology of osteonecrosis. In: Schoutens A (ed) Bone Circulation and Vascularization in Normal and Pathological Conditions. Plenum Press, New York, pp 249–261
29. Jones JP jr, Behnke AR jr (1978) Prevention of dysbaric osteonecrosis in compressed-air workers. Clin Orthop 118–128
30. Jones JP jr, Engleman EP, Najarian JS (1965) Systemic fat embolism after renal homotransplantation and treatment with corticosteroids. N Engl J Med 273:1453–1458
31. Katz K, Horev G, Grunebaum M, Yosipovitch Z (1996) The natural history of osteonecrosis of the femoral head in children and adolescents who have Gaucher disease. J Bone Joint Surg Am 78:14–19
32. König F (1888) Über freie Körper in Gelenken. Dtsch Z Chir 27:90–109

33. Le TB, Mont MA, Jones LC, Laporte DM, Hungerford DS (2000) Atraumatic osteonecrosis of the adult elbow. Clin Orthop 141–145
34. Mankin HJ (1992) Nontraumatic necrosis of bone (osteonecrosis). N Engl J Med 326:1473–1479
35. Markiewicz MR, Margarone JE, III, Campbell JH, Aguirre A (2005) Bisphosphonate-associated osteonecrosis of the jaws: a review of current knowledge. J Am Dent Assoc 136:1669–1674
36. Marston SB, Gillingham K, Bailey RF, Cheng EY (2002) Osteonecrosis of the femoral head after solid organ transplantation: a prospective study. J Bone Joint Surg Am 84-A:2145–2151
37. Metselaar HJ, van Steenberge EJ, Bijnen AB, Jeekel JJ, van Linge B, Weimar W (1985) Incidence of osteonecrosis after renal transplantation. Acta Orthop Scand 56:413–415
38. Miyanishi K, Yamamoto T, Irisa T, Yamashita A, Jingushi S, Noguchi Y, Iwamoto Y (2002) Bone marrow fat cell enlargement and a rise in intraosseous pressure in steroid-treated rabbits with osteonecrosis. Bone 30:185–190
39. Mont MA, Hungerford DS (1995) Non-traumatic avascular necrosis of the femoral head [see comments]. J Bone Joint Surg Am 77:459–474
40. Mont MA, Baumgarten KM, Rifai A, Bluemke DA, Jones LC, Hungerford DS (2000) Atraumatic osteonecrosis of the knee. J Bone Joint Surg Am 82:1279–1290
41. Mont MA, Payman RK, Laporte DM, Petri M, Jones LC, Hungerford DS (2000) Atraumatic osteonecrosis of the humeral head. J Rheumatol 27:1766–1773
42. Mukisi-Mukaza M, Elbaz A, Samuel-Leborgne Y, Keclard L, Turdu-Chicot C, Christophe-Duchange E, Merault G (2000) Prevalence, clinical features, and risk factors of osteonecrosis of the femoral head among adults with sickle cell disease. Orthopedics 23:357–363
43. Ohzono K, Takaoka K, Saito S, Saito M, Matsui M, Ono K (1992) Intraosseous arterial architecture in nontraumatic avascular necrosis of the femoral head. Microangiographic and histologic study. Clin Orthop 277:79–88
44. Oner AF, Gurgey A, Kirazli S, Okur H, Tunc B (1999) Changes of hemostatic factors in children with acute lymphoblastic leukemia receiving combined chemotherapy including high dose methylprednisolone and L-asparaginase. Leuk Lymphoma 33:361–364
45. Ozsoylu S, Strauss HS, Diamond LK (1962) Effects of corticosteroids on coagulation of the blood. Nature 195:1214–1215
46. Pietrogrande V, Mastromarino R (1957) Osteopatia da prolongato trattamento cortisono. Ortop Traumatol 25:791
47. Remagen W (1990) Pathological anatomy of femur head necrosis. Orthopäde 19:174–181
48. Saisu T, Sakamoto K, Yamada K, Kashiwabara H, Yokoyama T, Iida S, Harada Y, Ikenoue S, Sakamoto M, Moriya H (1996) High incidence of osteonecrosis of femoral head in patients receiving more than 2 g of intravenous methylprednisolone after renal transplantation. Transplant Proc 28:1559–1560
49. Thornton MJ, O'Sullivan G, Williams MP, Hughes PM (1997) Avascular necrosis of bone following an intensified chemotherapy regimen including high dose steroids. Clin Radiol 52:607–612
50. Trueta J (1997) The normal vascular anatomy of the femoral head in adult man. 1953 [classical article]. Clin Orthop 334:6–14
51. Virik K, Karapetis C, Droufakou S, Harper P (2001) Avascular necrosis of bone: the hidden risk of glucocorticoids used as antiemetics in cancer chemotherapy. Int J Clin Pract 55:344–345
52. Wang GJ, Lennox DW, Reger SI, Stamp WG, Hubbard SL (1981) Cortisone-induced intrafemoral head pressure change and its response to a drilling decompression method. Clin Orthop 274–278
53. Wang GJ, Sweet DE, Reger SI, Thompson RC (1977) Fat-cell changes as a mechanism of avascular necrosis of the femoral head in cortisone-treated rabbits. J Bone Joint Surg [Am] 59:729–735
54. Yamamoto T, Irisa T, Sugioka Y, Sueishi K (1997) Effects of pulse methylprednisolone on bone and marrow tissues: corticosteroid-induced osteonecrosis in rabbits [see comments]. Arthritis Rheum 40:2055–2064

2 Lokalisierte Osteoporosen

■ Bedeutung der lokalisierten Osteoporosen

H. J. Pesch

■ Einleitung

Physiologisches Schicksal eines jeden Organismus und seiner Organsysteme ist das Altern, das im menschlichen Skelettsystem zu einem Verlust der Knochenmasse nach dem 50. Lebensjahr führen soll (Abb. 2.1 a und b). Nach älteren Vorstellungen sollte dieser Knochenabbau auf einem altersbedingten Nachlassen der Osteoblastenaktivität, der sog. Osteoblasteninsuffizienz, beruhen.

Nach heutiger und international weithin akzeptierter Definition handelt es sich bei der primären Osteoporose um eine systemische Skeletterkrankung, bei der durch den Verlust an Knochenmasse und die Verschlechterung der Mikroarchitektur des Knochengewebes die Stabilität der verbliebenen Spongiosa so vermindert wird, dass sog. Bagatellunfälle/-stürze zur Fraktur führen können (NIH Consensus Development Panel on Osteoporosis 2001). Dieses Phänomen wird postmenopausal oder bei beiden Geschlechtern im höheren Lebensalter beobachtet (Abb. 2.2). Unter funktionellen Gesichtspunkten ist es jedoch wenig wahrscheinlich, dass die Knochenmasse altersabhängig in allen Skelettabschnitten gleichmäßig abnimmt. Dagegen spricht auch die radiologisch-klinische Erfahrung. So besteht eine deutlich erhöhte Frakturbereitschaft im Bereich des Schenkelhalses und der LWK, während eine Osteoporose der HWS eher ungewöhnlich ist. Osteodensitometrische Untersuchungen erfolgen deshalb sinnvollerweise an Schenkelhals und LWK, aber nicht an der technisch leichter zugänglichen HWS.

■ Postmortale Untersuchungen

Postmortal lassen sich quantitative Strukturanalysen an Röntgenbildern 100 μm dicker Knochengroßflächenschnitte reproduzierbar durchführen, wobei als morphometrisch wichtigster Parameter die volumetrische Dichte (Vv) bestimmt werden kann. Sie entspricht dem Ver-

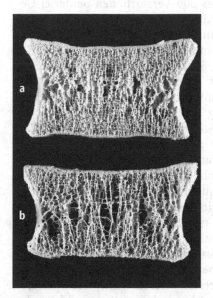

Abb. 2.1. Mazerationspräparate einer jeweils etwa 2 mm dicken Knochenscheibe des 3. LWK. **a** 39-jähriger Mann. Dichtstehende Spongiosabälkchen. **b** 72-jähriger Mann mit – da vorwiegend auf Druck beansprucht – senkrecht verlaufenden, zahlenmäßig reduzierten und verdünnten Spongiosabälkchen.

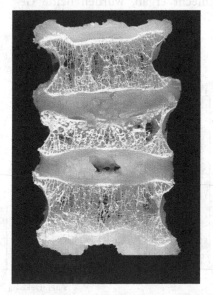

Abb. 2.2. Ausgeprägte Osteoporose und Spondylosis deformans des 3. bis 5. LWK. Alte, osteosklerotisch stabilisierte Impressionsfraktur LWK 4. Sagittalsägeschnitt, 84-jährige Frau.

hältnis von Spongiosa-Eigenvolumen zum Gesamtvolumen (Trabekel- und Knochenmarkvolumen) des Knochens in Prozent (%) und ist deshalb unabhängig von der Größe des Knochens; sie ist ein Maß für die im Knochen vorhandene Spongiosamenge.

Untersucht wurden (zwischen 1975 und 1985) bei über 100 bis 500 Verstorbenen beiderlei Geschlechts im Alter von 18 bis 93 Jahren nach Ausschluss klinisch manifester Knochenerkrankungen die Spongiosa von Os occipitale, HWK 5, LWK 3 und 5 sowie Femurhals, Femur distal und Kalkaneus jeweils rechts (Abb. 2.3). Dabei wurden von ca. 0,5 cm dicken Knochenscheiben nach Fixierung und Einbettung in Methacrylat durch Trenn-/Schlifftechnik 100 μm dicke Großflächenschnitte auf planparallelen Plexiglasobjektträgern angefertigt, von denen kontrastreiche Röntgenbilder hergestellt wurden. Diese wurden zur quantitativen Auswertung mittels der Makroeinrichtung des Leitz-Textur-Analyse-Systems durch eine Schwarzweiß-Fernsehkamera auf einen Monitor übertragen. Bei den LWK wurde die Spongiosastruktur zuerst im gesamten Wirbelkörper und dann in seinen horizontalen Fünfteln erfasst. Hierzu wurde die Spongiosa mit der gerade noch unter Ausschluss der Kortikalis einschreibbaren Rechteckmaske bzw. deren horizontalen Fünfteln markiert und mit Hilfe eines elektronischen Rechners die volumetrische Dichte (Vv) berechnet. Da die statistische Auswertung keine signifikante Abhängigkeit vom Geschlecht ergab, wurden beide Geschlechter zusammengefasst und in sechs Altersgruppen unterteilt.

▌ Ergebnisse

Die Vv aller untersuchten Knochen ist bereits in der Altersklasse bis 29 Jahren verschieden (Tab. 2.1, Abb. 2.3). Das Os occipitale hat mit 64,7% die weitaus größte Spongiosamasse, während die Vv-Werte von HWK 5 33,5%, Femurhals 27,8%, Kalkaneus 26,6%, Femur distal 24,0%, LWK 3 23,1% und LWK 5 22,9% betragen. Die Spongiosamasse des Os occipitale verändert sich während des Lebens nicht. Die Vv des HWK 5 nimmt um 9% ab. Die LWK 3 und 5 reduzieren bis zum 50. Lebensjahr nur wenig von ihrer Knochenmasse, in den folgenden Jahren jedoch ca. 40%. Der Femurhals verliert als einziger Knochen schon vor dem 50. Lebensjahr über ein Fünftel seiner Spongiosamasse, in den folgenden Jahren nochmals mehr als ein Fünftel. Die Vv vom Femur distal nimmt während des Lebens annähernd gleichmäßig ein Viertel ab. Die Vv des Kalkaneus wird insgesamt nur um 16% des Ausgangswertes reduziert.

In den einzelnen Fünfteln des LWK 3 (Abb. 2.4a) zeigt sich regelmäßig eine typische treppenförmige Verteilung. In den endplattennahen äußeren Fünfteln sind die Werte am höchsten und nehmen zur Mitte hin um etwa ein Fünftel bzw. beim 5. LWK um etwa ein Zehntel ab. Die altersassoziierte Dichtemin-

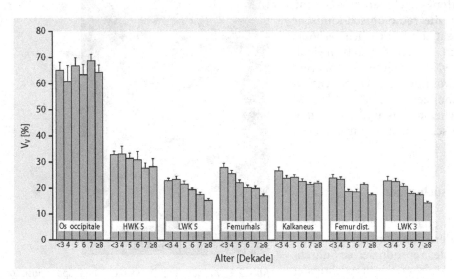

Abb. 2.3. Mittelwerte und Standardabweichung der Mittelwerte der volumetrischen Dichte (Vv) der Spongiosa von Os occipitale, HWK 5, LWK 5, Femurhals, Kalkaneus, Femur distal und LWK 3 in Abhängigkeit vom Lebensalter (Dekaden).

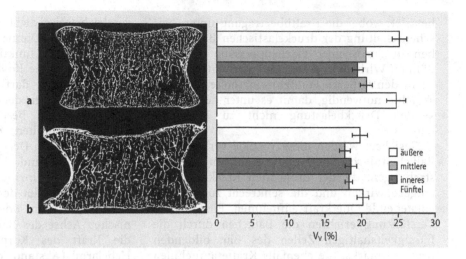

Abb. 2.4. Strukturanalytische Röntgenbilder und volumetrische Dichte (Vv) der Spongiosa der dazugehörigen Fünftel des 3. LWK. **a** 39-jährige Frau. **b** 66-jähriger Mann.

derung beträgt in den äußeren und mittleren Fünfteln des 3. LWK etwa 30% und in den inneren Fünfteln etwa 26% (Abb. 2.4 b). Durch diese Abnahme besteht in der Altersgruppe 70 Jahre und älter im LWK 3 kein Dichteunterschied mehr zwischen den inneren und den angrenzenden mittleren Fünfteln. Die statistische Auswertung zeigt zudem, dass die volumetrische Dichte in LWK 3 und 5 untereinander ebenso wie in den einzelnen Fünfteln der LWK untereinander gleich hoch miteinander korreliert (weshalb auf die grafische Darstellung der Werte des LWK 5 verzichtet wurde).

▌ Diskussion

Die vorliegenden Untersuchungsergebnisse haben gezeigt, dass bestimmte Skelettabschnitte im jungen Erwachsenenalter schon unterschiedlich viel Knochenmasse aufweisen. Diese unterschiedliche Vv und damit die individuelle Spongiosastruktur der einzelnen Knochen entsprechen der unterschiedlichen Größe und Art der Beanspruchung, die ganz offensichtlich schon in der Jugend unterschiedlich sind und sich mit zunehmendem Alter auch unterschiedlich verhalten. Ein gleiches Verhalten dagegen zeigen die anatomisch benachbarten LWK 3 und 5, wobei die dafür zugrunde liegenden Faktoren offensichtlich lebenslang analog wirken.

Obwohl die Wirbelsäule (WS) anatomisch als Einheit beschrieben wird, bestehen zwischen den einzelnen Abschnitten nicht nur erhebliche

morphologisch-funktionelle, sondern auch klinisch-pathologische Unterschiede. Der bewegliche Teil der WS besteht aus 24 Wirbeln und 23 Zwischenwirbelscheiben, wobei die einzelnen Wirbel außen von Kortikalis begrenzt und innen aus Spongiosa mit einer quasi trajektoriellen Anordnung aufgebaut werden. Obwohl der – in der Technik als Stahlbeton bewährte – verbundartige Materialaufbau der Spongiosa aus zugfesten Kollagenfasern (à la Stahl) und aus druckfesten Kristalliten (à la Beton) allen Wirbeln gemeinsam ist, kommt es bevorzugt im Alter, gehäuft und unvermittelt zu Frakturen der unteren LWK, jedoch nicht der Halswirbelkörper (HWK). Diese haben gegenüber den LWK außerdem schon beim jungen Erwachsenen ein Viertel mehr Spongiosamasse, die sich zudem mit dem Alter nur unwesentlich vermindert.

Aufgrund der komplizierteren anatomischen Konstruktion der HWS erfolgt die Kraftübertragung zwischen den einzelnen HWK nicht in der für alle LWK so charakteristischen vertikalen Richtung, sondern in den drei funktionell verschiedenen Abschnitten der HWS auch in unterschiedlicher Weise. Dabei sind die Bewegungsmöglichkeiten in der unteren HWS (5. bis 7. HWK) am größten. So werden hier neben Ventral- bzw. Dorsalflexion und Seitwärtsneigung insbesondere auch Torsionsbewegungen durchgeführt. Somit wird die HWS vorwiegend dynamisch beansprucht, während statische Belastungen eine untergeordnete Rolle spielen.

Die LWK des Menschen sind durch den aufrechten Gang ganz überwiegend durch Druck belastet, wobei die Kraftübertragung unter Zwischenschaltung der druckelastischen Bandscheiben in Form einer Flächenpressung über die dünnen Wirbelkörperendplatten erfolgt. Deshalb ist in den äußeren Fünfteln eine hohe Spongiosadichte notwendig, damit es unter der einwirkenden Druckbelastung nicht zu Frakturen kommt.

Gesichert werden diese vertikal verlaufenden Bälkchen durch eine große Anzahl von Querverstrebungen, die der drohenden Knickbelastung entgegenwirken und die senkrecht zum Druck entstehende Querkraft aufnehmen. Eine weitere Verstärkung erfahren die Bälkchen durch die flüssigkeitshaltigen Zellen des Blut bildenden bzw. Fettmarks, die ebenfalls Kräfte aufnehmen und in alle Richtungen gleichmäßig abgeben können. Die in den Spongiosabälkchen wirkende Spannung wird mit zunehmender Entfernung von den Deckplatten mehr und mehr auf die intra- und extrazelluläre Flüssigkeit des Markraums übertragen, wobei die konkav gekrümmten Seitenwände des Wirbels dem im Inneren entstehenden hydrostatischen Druck, analog einer Staumauer, entgegenwirken. Die senkrecht von den Deckplatten ins innere Fünftel gelangenden Druckspannungen werden von relativ wenigen dicken Bälkchen aufgenommen, bei denen aufgrund ihres größeren Durchmessers auch die Gefahr eines Ausknickens geringer ist. In diesem in sich abgeschlossenen Verbundsystem aus Spongiosa und Kortikalis einerseits und zellgebundener Flüssigkeit des Markraums andererseits zeigt auch der ab dem 50. Lebensjahr einsetzende Knochenabbau regionale Unterschiede. Die Vv nimmt in den äußeren und mittleren Fünfteln gleich und deutlich mehr ab als im inneren Fünftel. Ursache dieser regionalen Unterschiede muss bei dem funktionsorientierten und belastungsabhängigen Aufbau der Spongiosa eine geringere Gesamtbeanspruchung sein, die primär zum Verlust der kleineren außerhalb der Druck- und Zuglinien liegenden querverlaufenden Bälkchen führt.

Aufgrund der in den einzelnen Fünfteln unterschiedlichen qualitativen und quantitativen Spongiosaverteilung ist der abbaubedingte Verlust an den in den äußeren und mittleren Fünfteln zahlreicheren Querverstrebungen höher. Während in der im Alter gelichteten Gesamtstruktur des Wirbels inneres und mittleres Fünftel keine signifikanten Dichteunterschiede mehr zeigen, weisen die äußeren Fünftel eine vergleichsweise dichte und verzweigte Spongiosastruktur auf. Die nahe den Endplatten höhere Dichte stellt die funktionelle Notwendigkeit dar, auch im Alter die Kontinuität der Endplatten zu erhalten. Dabei darf wegen der auftretenden Biegespannungen der Abstand zwischen zwei Bälkchen einen bestimmten kritischen Wert nicht überschreiten, da sonst bei zu kleiner Bälkchenzahl ein Deckplatteneinbruch droht.

Femurkopf und Femurhals sind Teil des Konstruktionsprinzips der unteren Extremität. Da das Schwerelot des Körpers während keiner Phase des Stehens oder Gehens mit der mechanischen Achse des Beines zusammenfällt, wirkt die Kraft des Körpergewichts unter einem Hebelarm (Abstand der mechanischen Achse des Beines zum Schwerpunktlot) biegend auf die Knochen des Beines ein. Aus Gleichgewichtsgründen muss die resultierende Druckkraft aus der Körpergewichtkraft und der Muskelkraft der Abduktoren durch das Drehzentrum des Femurkopfes verlaufen, wobei sie wegen dessen kugelförmigen Gestalt immer senkrecht auf seiner Peripherie steht. Entsprechend werden die auftretenden Druckspannungen von radiär verlaufenden, engstehenden Trabekeln aufgenommen, die im gesamten Femurkopf gleichmäßig querverstrebt sind. Eine Verdichtung der Spongiosastruktur unter der Kortikalis, wie man sie bei den Lendenwirbelkörpern findet, ist hier wegen der geringen Querkräfte nicht nötig. Vom Krafteinleitungsbezirk unter dem Pfannendach des Hüftgelenks zieht ein breites Band deutlich dickerer Bälkchen durch die Mitte des Femurkopfes zum Adambogen des Femurhalses, das die Druckkraft in den Femurhals überleitet. Diese resultierende Druckkraft steht schräg zur Schwerachse des Femurhalses und beansprucht ihn so auf Biegung. Mit zunehmendem Abstand vom Femurkopf wird der Hebelarm und damit die biegende Wirkung der Resultierenden größer. Aus dem Verhältnis der Druckkraft der Körperlast und der Zugkraft der Muskeln resultiert eine Verminderung der Beanspruchung des Knochens, die bis in das höchste Lebensalter fortbesteht. Hierdurch findet eine gleichmäßige Ausdünnung aller Spongiosabälkchen und nicht der Verlust ganzer Spongiosaareale wie beim Wirbelkörper statt. Eine übermäßige körperliche Belastung trifft im Femurhals auf einen gleichsam „unvorbereiteten" Knochen, sodass es zum akuten Ereignis des Schenkelhalsbruchs kommen muss.

Das untersuchte Os occipitale ist Teil des Hirnschädels, der als einzige knöcherne Konstruktion des menschlichen Skeletts kapselförmig einen Hohlraum umschließt. Er erhält dadurch die mechanischen Eigenschaften einer biegesteifen Schale, die sich wegen der damit verbundenen Membraneigenschaft von allen übrigen Knochen unterscheidet. Hier treten alle Kräfte in erster Linie als Zug- oder Druckkräfte innerhalb der Schalenwand, in zweiter Linie als verformende Biegemomente und Querkräfte auf. Damit wird der vorgekrümmte Knochen der Schädelwand auf Biegung beansprucht und besitzt, ähnlich den Rippen, deshalb einen dreischichtigen Aufbau mit zwei dünnen, etwa 0,5 mm starken kompakten Deckschichten und einer wechselnd dicken spongiösen Füllschicht, ein Konstruktionsprinzip, das in der Technik in Form der sog. Sandwichbauweise Anwendung findet. Während die Deckschichten mit ihrer hohen Festigkeit Zug- und Druckspannungen aufnehmen, wirkt die spongiöse Füllung als Verschiebeschicht, die einerseits zum Spannungsausgleich geringe Verschiebungen der Deckschichten zulässt, andererseits durch ihre Druckfestigkeit einer Knickung, d. h. dem Kollabieren der nach innen in Richtung Neutralfaser strebenden Außenfasern, entgegenwirkt.

Dieses Konstruktionsprinzip wird lebenslang in gleicher Weise durch Halte- und Kaukräfte beansprucht, die die wesentlichen den Schädel angreifenden Momente sind.

▌ Schlussfolgerung

Jeder Organismus altert: biologisch und kalendarisch. Altern stellt damit einen durch eigene Gesetze und Regeln gekennzeichneten physiologischen Vorgang dar. Ein alternder oder alter Mensch ist deshalb nicht zwangsläufig ein kranker Mensch, sondern anders gesund als ein Kind, Jugendlicher oder nicht alter Erwachsener.

Auch das Skelettsystem altert damit zwangsläufig lebenslang. Dieser komplexe Vorgang beinhaltet gleichzeitig nicht nur An-, Ab- und Strukturumbau der Spongiosa, sondern ist zudem lokal verschieden. So verlieren die unteren LWK nach dem 50. Lebensjahr ca. zwei Fünftel, die unteren HWK ca. ein Zehntel ihrer ursprünglichen Knochenmasse. Die Spongiosamasse des Os occipitale dagegen bleibt während des Lebens konstant (Abb. 2.5, Tab. 2.1).

Aufgrund der altersbedingten Reduktion des Bewegungsumfangs und der körperlichen Aktivität resultiert in der durch axiale Druckkräfte vorwiegend statisch beanspruchten LWS insgesamt nur ein geringer Erhaltungsreiz für die Spongiosa. Im Gegensatz dazu wirkt die auch im Alter weitgehend konstante, der Orientierung im Raum dienende dynamische Beanspruchung der HWS über die aus verschiedenen Richtungen auftretenden Zug- und Schubspannungen als starker Erhaltungsreiz für die Spongiosabälkchen, eine Situation, die noch mehr

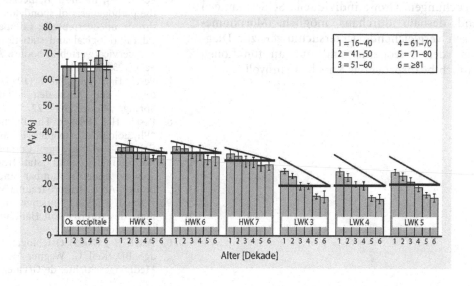

Abb. 2.5. Mittelwerte und Standardabweichung der Mittelwerte der volumetrischen Dichte (Vv) der Spongiosa von Os occipitale, HWK 5–7 und LWK 3–5 in Abhängigkeit vom Lebensalter.

Tabelle 2.1. Mittelwerte und Standardabweichung der Mittelwerte (%) der volumetrischen Dichte (Vv) der Spongiosa von Os occipitale (Kalotte), HWK 5, LWK 5, Femurhals, Kalkaneus, Femur dist. und LWK 3 in Abhängigkeit vom Lebensalter (Dekaden)

Alter (Jahre)	Kalotte			HWK 5			LWK 5			Femurhals			Kalkaneus			Femur dist.			LWK 3		
	$\bar{x}$	s	v	$\bar{x}$	s	v	$\bar{x}$	s	v	$\bar{x}$	s	v	$\bar{x}$	s	v	$\bar{x}$	s	v	$\bar{x}$	s	v
29	64,7	3,2	5	32,8	1,2		22,9	1,0	4	27,8	1,8	7	26,6	1,5	6	24,0	1,7	7	23,1	1,6	7
30–39	60,6	5,9	10	33,0	2,8		23,4	1,3	6	25,5	1,2	5	23,9	1,0	4	23,4	1,0	4	22,6	1,4	6
40–49	66,4	3,0	5	31,3	2,0		21,6	1,2	5	22,0	1,0	5	24,1	1,1	5	19,1	1,2	6	21,0	1,0	5
50–59	63,2	4,0	6	30,7	3,2		19,4	0,7	4	20,0	0,9	5	22,6	1,0	4	19,2	1,3	7	18,1	1,0	6
60–69	68,5	2,2	3	27,6	2,0		17,5	0,9	5	20,0	0,8	4	21,5	0,7	3	21,5	1,4	7	17,8	0,9	5
70	63,9	2,9	5	28,2	3,0		15,3	0,7	5	17,0	0,7	4	21,9	0,8	4	17,7	0,9	5	14,5	0,9	6

für das Os occipitale zutrifft. Das Os occipitale hat als Ansatzstelle der Nackenmuskulatur den vorderlastig „aufgehängten" Kopf im Gleichgewicht zu halten, um ein Absinken des Kopfes auf die Brust zu verhindern.

Unter funktionellen Gesichtspunkten ist damit die sog. physiologische Altersosteoporose eines Knochens Ausdruck eines der körperlichen Aktivität angepassten Altersknochens, der ebenso wie der Knochen des nicht alten Erwachsenen lediglich Spiegelbild der aktuellen Beanspruchung der Spongiosa durch den Bewegungsapparat ist und damit die funktionelle Einheit von Knochen und Skelettmuskulatur dokumentiert. An-, Ab- und Umbau von Knochen stellen damit reaktiv-adaptive Vorgänge dar und sind Ergebnis der selbstgesteuerten Anpassung des Binde-/Stützgewebes an mechanische Beanspruchungen. Große individuelle Schwankungen sind deshalb durchaus möglich. Morphometrisch vergleichende Untersuchungen zur Diagnose der Osteopenie sind nur an funktionell ähnlich beanspruchten Knochen sinnvoll.

▌ Literatur

1. Kummer B (1962) Funktioneller Bau und funktionelle Anpassung des Knochens. Anat Anz 111:261–293
2. Lauer G (1980) Zur mechanisch orientierten Elastizität spongiöser Knochen. Eine vergleichende Strukturanalyse. Dissertation, Friedrich-Alexander-Universität Erlangen
3. Pauwels F (1965) Gesammelte Abhandlungen zur funktionellen Anatomie des Bewegungsapparates. Springer, Berlin
4. Pesch H-J, Henschke F, Seibold H (1977) Einfluss von Mechanik und Alter auf den Spongiosaumbau in den Lendenwirbelkörpern und im Schenkelhals. Eine Strukturanalyse. Virch Arch A Path Anat 377: 27–42
5. Pesch H-J, Scharf H-P, Lauer G et al (1980) Der altersabhängige Verbundbau der Lendenwirbelkörper. Eine Struktur- und Formanalyse. Virch Arch A Path Anat 386:21–41
6. Pesch H-J, Bischoff W, Becker Th et al (1984) On the pathogenesis of spondylosis deformans and arthrosis uncovertebralis: Comparative form-analytical radio-logical and statistical studies on lumbar and cervical vertebral bodies. Arch Orthop Trauma Surg 103:201–211
7. Pesch H-J, Henschke F (1985) Pathologische Anatomie der lumbalen Bandscheibenkrankheit. Springer, Berlin, S 17–27
8. Pesch H-J, Becker Th, Bischoff W et al (1990) "Physiological osteoporosis" and "osteoblast insufficiency" in old age. Comparative radiological-morphometric and statistical studies on the spongy bone of lumbar and cervical vertebral bodies. Arch Orthop Trauma Surg 110:1–14
9. Pesch H-J (1991) Knochen. In: Platt D (Hrsg) Biologie des Alterns. Ein Handbuch. de Gryuter, Berlin, S 236–245
10. Pesch H-J (2005) Osteologie. In: Gerabek WE, Haage BD, Keil G, Wegner W (Hrsg) Enzyklopädie Medizingeschichte. de Gryuter, Berlin, S 1081–1083

■ Infektionskrankheiten und Osteoporose

J. W. P. Michael

■ Einleitung

Infektionen bzw. Infektionskrankheiten und Osteoporose sind eng miteinander verbunden. Die Pathophysiologie der Entzündungskaskade ist ebenso komplex wie die Physiologie des Knochenstoffwechsels, der durch gleichzeitig ablaufende osteoklastische und osteoblastische Aktivitäten einem dauernden Umbau unterzogen ist. Die Pathophysiologie der Entzündungskaskade (s. Abb. 2.6) beginnt mit dem eigentlichen Entzündungsstimulus. Dabei erfolgt die Bildung und Freisetzung von Entzündungsmediatoren einerseits durch Aktivierung von Enzymen, die Entzündungsmediatoren synthetisieren (z. B. NADPH-Oxidase und 5-Lipoxygenase), andererseits setzt eine Expression von Enzymen ein, die Entzündungsmediatoren selbst produzieren (z. B. iNOS und COX-2). Gleichzeitig wird die Expression der Zytokine IL-1, IL-2, IL-6, IL-8, IL-12, TNF-a und Interferon-a induziert [9].

■ COPD und Osteoporose

Eine COPD (chronic obstructive pulmonary disease) beeinflusst durch die Inflammation direkt den Knochenstoffwechsel negativ. Die inflammatorischen Zellen aus der Lunge verstärken osteoklastische und hemmen osteoblastische Aktivitäten [1, 5]. Nicht zu unterschätzen und wohl weitaus wichtiger sind die sekundären Effekte einer COPD mit den direkten oder indirekten Einschränkungen der Mobilität und zunehmenden körperlichen Inaktivität. Eine katabole Stoffwechsellage und periphere Hypoxie führen zu einem strukturellen Umbau und somit zu einer Dysfunktion der Muskulatur [2]. Diese Störungen werden auch als „muskulo-skelettale Dysfunktion" bezeichnet [20]. Sie verhindert bzw. vermindert bei an COPD erkrankten Patienten die Aufnahme körperlicher Aktivität, sodass sich diese Patienten in einem Circulus vitiosus bewegen, da Bewegung und mechanische Beanspruchung der Knochen bekanntermaßen einer Osteoporose vorbeugen. Zudem wird durch begleitende medikamentöse Therapiemaßnahmen mit Antidiuretika und Bronchodilatatoren die Skelettmuskulatur zusätzlich geschwächt. Auch ist bei COPD-Patienten durch die körperliche Inaktivität ein häufig beschriebenes Vitamin-D-Defizit [20] indirekt mit verantwortlich. Eine Störung des Calciumhaushalts ist ebenfalls oft zu beobachten, da bei diesen Patienten nicht selten Untergewicht und Unterernährung auftreten. So wird aus einer primär respiratorischen Erkrankung eine sehr komplexe muskuloskelettale Dysbalance. Abb. 2.7 gibt die Einflüsse COPD-assoziierter Faktoren wieder [20].

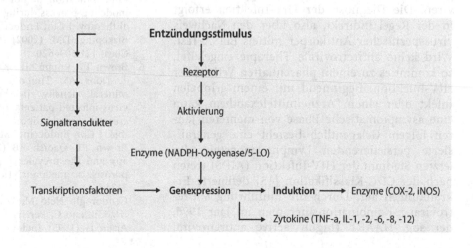

Abb. 2.6. Pathophysiologie der Entzündungskaskade.

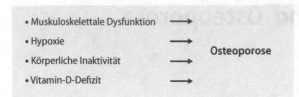

- Muskuloskelettale Dysfunktion →
- Hypoxie →
- Körperliche Inaktivität →   Osteoporose
- Vitamin-D-Defizit →

Abb. 2.7. COPD-assoziierte Faktoren für die Entstehung einer Osteoporose.

▌ Hepatitis C und Osteoporose

Die Rate an Hepatitis C (HCV) bei Patienten mit chronischer Niereninsuffizienz und der Notwendigkeit einer Hämodialyse ist sehr hoch [8]. Studien konnten zeigen, dass Hepatitis-C-Infektionen eine Osteosklerose auch bei normaler Nierenfunktion induzieren können [17, 22, 24]. Es wird angenommen, dass eine HCV-Infektion assoziiert ist mit einer Abnahme von 25-Hydroxylamin aus der Vitamin-D-Synthese [12, 16] mit der Folge der Ausbildung einer Osteomalazie und Osteoporose sowie eines sekundären Hyperparathyreoidismus. Yücel et al. [25] zeigen, dass bei HCV-positiven Patienten mit chronischer Niereninsuffizienz die Knochendichte mit der Dauer der Hämodialyse signifikant vermindert ist. Der Nachweis von HCV in der Leber oder in anderen Geweben induziert die Produktion von Zytokinen und Wachstumsfaktoren, die indirekt einen Einfluss haben auf das Knochen-Remodelling [18].

▌ HIV und Osteoporose

Das HI-Virus (human immune deficiency virus) gehört als Retrovirus zu der Gruppe der Lentiviren. Die Diagnose der HIV-Infektion erfolgt in der Regel indirekt, also über den Nachweis virusspezifischer Antikörper mittels ELISA-Test. Wird keine antiretrovirale Therapie eingeleitet, so kommt es zu einem phasenhaften Verlauf der HIV-Infektion. Beginnend mit einem grippalen Infekt oder einem Arzneimittelexanthem kann eine asymptomatische Phase von mehreren Jahren folgen. Gelegentlich besteht eine generalisierte persistierenden Lymphadenopathie. Im letzten Stadium der HIV-Infektion (AIDS) treten nach der CDC-Klassifikation [15] definierte Erkrankungen auf. Durch die Einführung antiretroviraler Kombinationstherapien im Jahr 1996, der sog. HAART (highly active antiretroviral

therapy), konnte ein deutlicher Rückgang von HIV-assoziierter Morbidität und sog. opportunistischen Infektionen verzeichnet werden [3, 13, 14, 19, 21]. Die Behandlung erfolgt durch Proteasehemmer-haltige Therapiekonzepte. Dabei bildet die Basis dieser Therapie eine Kombination mit Inhibitoren der reversen Transkriptase (NRTI, NNRTI). Studien konnten zeigen, dass bis zu 67% der an HIV erkrankten Patienten eine verminderte Knochendichte aufwiesen, 15% davon hatten eine nachgewiesene Osteoporose [6, 7, 11]. Auch eine antiretrovirale Therapie zeigte eine erhöhte Prävalenz von Osteoporose. Proinflammatorische Zytokine wie TNF-α und Interleukin-6 spielen zudem eine große Rolle in der Osteoklastenaktivierung und der Knochenresorption [4, 10, 23]. Die Analyse von Amiel et al. [3] konnte hingegen keine Korrelation zwischen der Knochendichte und der Dauer der HAART-Therapie erbringen.

▌ Literatur

1. Agusti AGN, Noguera A, Sauleda J (2003) Systemic effects of chronic obstructive pulmonary disease. Eur Respir J 21:347–360
2. American Thoracic Society/European Respiratory Society (1999) Skeletal muscle dysfunction in chronic obstructive pulmonary disease. Am J Respir Crit Care Med 159:S1–S40
3. Amiel C, Ostertag A, Slama L, Baudoin C, N'Guyen T, Lajeunie E, Neit-Ngeilh L, Rozenbaum W, De Vernejoul MC (2004) BMD is reduced in HIV-infected men irrespective of treatment. J Bone Miner Res 19:402–409
4. Aukrust P, Haug CJ, Ueland T, Lien E, Muller F, Espevik T, Bollerslev J, Froland SS (1999) Decreased bone formative and enhanced resportive markers in human immunodeficiency virus infection: indication of normalization of the bone-remodeling process during highly active antiretroviral therapy. J Clin Endocrinol Metab 84:145–150
5. Biskoping DM (2002) COPD and osteoporosis. Chest 121:609–620
6. Brown TT, Ruppe MD, Kassner R, Kumar P, Kehoe T, Dobs AS, Timpone J (2004) Reduced bone mineral density in human immunodeficiency virus-infected patients and its association with increased central adiposity and postload hyperglycemia. J Clin Endocrinol Metab 89:1200–1206
7. Brown TT, Qaqish RB (2006) Antiretroviral therapy and the prevalence of osteopenea and osteoporosis: a meta-analytic review. AIDS 20:2165–2174
8. Cendoroglo Neto M, Draibe SA, Silva AE, Ferraz NL, Granato C, Pereira CA, Sesso RC, Gaspar AM, Ajzen H (1995) Incidence of and risk factors for

hepatitis B virus and hepatitis C virus infection among hemodialysis and CAPD patients: evidence for environmental transmission. Nephrol Dial Transplant 10:240–246

9. Clowes JA, Riggs BL, Khosla S (2005) The role of the immune system in the pathophysiology of osteoporosis. Immunol Rev 208:207–227

10. Dolan SE, Huang JS, Killilea KM, Sullivan MP, Aliabadi N, Grinspoon S (2004) Reducecd bone density in HIV-infected women. AIDS 18:47–48

11. Dolan SE, Kanter JR, Grinspoon S (2006) Longitudinal analysis of bone density in human immunodeficiency virus-infected women. J Clin Endocrinol Metab 91:2938–2945

12. Duarte MP, Farias ML, Coelho HS, Mendonca LM, Stabnov LM, Do Carmo d'Oliveira DS (2001) Calcium-parathyroid hormone-vitamin D axis and metabolic bone disease in chronic viral liver disease. J Gastroenterol Hepatol 16:1022–1027

13. Fernández-Rivera J, García R, Lozano F, Macías J, García-García JA, Mira JA, Corzo JE, Gómez-Mateos J, Rueda A, Sánchez-Burson J, Pineda JA (2003) Relationship between low bone mineral density and highly active antiretroviral therapy including protease inhibitors in HIV-infected patients. HIV Clin Trials 4:337–346

14. Gold J, Pocock N, Li Y, Albion St. Centre Osteoporosis and HIV Study Group (2002) Bone mineral density abnormalities in patients with HIV infection. J Acquir Imm Defic Syndr 30:131–132

15. Hoffmann C, Rockstroh JK, Kamps BS (2005) HIV NET 2005, 3. Aufl, Steinhäuser, Wuppertal-Beyenburg

16. Idilman R, de Maria N, Uzunalimoglu O, van Thiel DH (1997) Hepatic osteodystrophy: a review. Hepatogastroenterology 44:574–581

17. Khosla S, Hassoun AA, Baker BK, Liu F, Zein NN, Whyte MP, Reasner CA, Nippoldt TB, Tiegs RD, Hintz RL, Conover CA (1998) Insulin-like growth factor system abnormalities in Hepatitis C-associated osteosclerosis. Potential insights into increasing bone mass in adults. J Clin Invest 101:2165–2173

18. Khosla S, Ballard FJ, Conover CA (2002) Use of site-specific antibodies to characterize the circulating form of a big insulin-like growth factor II in patients with hepatitis C-associated osteosclerosis. J Clin Endocrinol 87:3867–3870

19. Knobel H, Guelar A, Vallecillo G, Nogues X, Diez A (2001) Osteopenia in HIV-infected patients: is it the disease or is it the treatment? AIDS 15807–15808

20. Petermann W, Welte T (2006) COPD und Osteoporose. Pneumologe 2:231–240

21. Potthoff A, Brockmeyer NH (2006) Krankheiten durch das humane Immundefizienzvirus (HIV). Urologe 45:1521–1526

22. Shaker JL, Reinus WR, Whyte MP (1998) Hepatitis C-associated osteosclerosis: late onset after blood transfusion in an elderly woman. J Clin Endocrinol Metab 83:93–98

23. Thomas J, Doherty SM (2003) HIV infection – a risk factor for osteoporosis. J Acquir Imm Defic Syndr 33:281–291

24. Wakitani S, Hattori T, Nakaya H, Chae YM, Murata N, Tanigami A (2003) Clinical images: hepatitis C-associated osteosclerosis. Arthritis Rheum 48:268

25. Yücel AE, Kart-Köseoglu H, Isiklar I, Kuruinci E, Özdemir FN, Arslan H (2004) Bone mineral density in patients on maintenance hemodialysis and effect of chronic hepatits C virus infection. Renal Failure 26:159–164

Gelenknahe Osteoporose beim Rheumatiker

D. P. KÖNIG

Definition

Synonym verwandt wird der Begriff juxtaartikuläre Osteoporose. Bei der rheumatoiden Arthritis gilt die Osteoporose als häufige Komplikation. Zu unterscheiden ist zwischen der relativ früh auftretenden gelenknahen Osteoporose und der sich im späteren Verlauf entwickelnden systemischen Osteoporose.

Ätiologie

Die gelenknahe Osteoporose entwickelt sich im Bereich akut entzündeter Gelenke. Es besteht eine Korrelation zwischen dem Ausmaß der Osteoporose und der Krankheitsaktivität.

Histopathologie

Histologisch zeigt sich ein stark erhöhter Knochenumbau mit einer Zunahme der Osteoklasten, der Resorptionsflächen und der mit Osteoid belegten Knochenanbauflächen. Es finden sich reichlich mononukleäre Zellinfiltrate (Lymphozyten, Makrophagen, Mastzellen) zwischen den gelenknahen ausgedünnten perforierten Spongiosastrukturen sowie den erweiterten Havers-Kanälen. Die Osteoklasten werden durch verschiedene Zytokine (Prostaglandin E2, TNF-α, TNF-β und IFN-γ) stimuliert, die von den Zellinfiltraten bzw. der eng benachbarten entzündlichen Synovialis lokal sezerniert werden.

Differenzialdiagnose

Skelettveränderungen bei akuten Leukämien des Kindesalters.

Anamnese und Klinisches Bild

Die gelenknahe Osteoporose ist ein frühes röntgenologisches Symptom der rheumatoiden Arthritis und damit ein wichtiges Diagnosekriterium.

Diagnostik

Die konventionelle Röntgendiagnostik zeigt die typischen gelenknahen Veränderungen (Abb. 2.8). Jensen et al. konnten zeigen, dass mittels Dual X-Ray Absorptiometry (DXA) keine Veränderung der Knochendichte (BMD) im 2-Jahres-Verlauf bei 51 Patienten mit rheumatoider Arthritis gefunden werden konnten, dagegen gelang es mit der Digital X-Ray Radiogrammetry (DXR) bei diesen Patienten bereits nach 6 Monaten, eine Abnahme der BMD nachzuweisen. Die Abnahme der BMD korrelierte mit der Krankheitsaktivität [1].

Therapie

Da die gelenknahe Osteoporose ein frühdiagnostisches Stadium der rheumatoiden Arthritis darstellt, gelten die allgemeinen Behandlungskriterien für die RA.

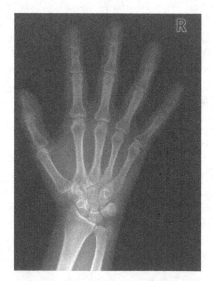

Abb. 2.8. Röntgenbild der rechten Hand mit Nachweis der gelenknahen Osteoporose im Bereich der MCP- und PIP-Gelenke.

▮ Prognose

Die Kenntnis der gelenknahen Osteoporose als
frühzeitiges diagnostisches Kriterium der rheumatoiden Arthritis sowie der frühzeitige Einsatz
der DXR lassen hoffen, schwere Verlaufsformen
der rheumatoiden Arthritis durch rechtzeitige
Therapie zu verhindern.

▮ Literatur

1. Jensen T, Klarlund M, Hansen M, Jensen KE, Poden-
phant J, Hansen TM, Skjodt H, Hyldstrup L (2004)
Bone loss in unclassified polyarthritis and early
rheumatoid arthritis is better detected by digital x-
ray radiogrammetry than dual x ray aborptiometry:
relationship with disease activity and radiographic
outcome. Ann Rheum Dis 63:15–22

▌Algoneurodystrophie

C. Bertram

▌Synonyme

In der angloamerikanischen Literatur findet man überwiegend die Bezeichnung Reflex-sympathetic dystrophy, während in Europa die Erkrankung am häufigsten als Algodystrophie bezeichnet wird. Weitere Synonyme sind Morbus Sudeck, Reflexdystrophie, CRPS (complex regional pain syndrom), RSD (reflex sympathetic dystrophy), SRD (sympathische Reflexdystrophie), Sudeck-Dystrophie, Sudeck-Atrophie, reflektorische neurovaskuläre Dystrophie, Sympathalgie, Kausalgie und ähnliche Formulierungen.

▌Definition

Die Algoneurodystrophie ist eine fokal schmerzhafte Dystrophie, hervorgerufen durch eine vegetative Fehlsteuerung in den Weichteilen und Knochen. Es liegen lokale Durchblutungs- und Stoffwechselstörungen vor, die zu der charakteristischen Symptomentrias von sensiblen, motorischen und autonomen Nervenstörungen führt.

▌Inzidenz

Sie beträgt in Deutschland ca. 15 000 Fälle pro Jahr.

▌Alters- und Geschlechtverteilung

Die Erkrankung tritt überwiegend zwischen dem 40. und 60. Lebensjahr auf. Es können jedoch auch Kinder betroffen sein, bei denen die Diagnose oft verkannt wird.

Die meisten Autoren sehen eine Bevorzugung des weiblichen Geschlechts (bis zu 2/3 der Fälle).

▌Ätiologie

Die exakte Ursache der Algoneurodystrophie ist unklar. Bestimmte Faktoren erhöhen jedoch das Risiko einer Erkrankung. Schilling [6] unterteilt die ätiologischen Faktoren in fünf Gruppen (Tab. 2.2). Darüber hinaus gibt es weitere dispositionelle Faktoren, die die Erkrankung begünstigen (Tab. 2.3). Während in der Hälfte der Fälle mindestens zwei der genannten Faktoren nachzuweisen sind, ist in einem Drittel der Fälle keiner vorhanden.

▌Pathophysiologie

Im Vordergrund der pathophysiologischen Abläufe steht eine Störung der neurovegetativen Steuerung der peripheren Gefäße. Geschädigte periphere Nerven führen zu einer Hyperthermie der Haut und einem Weichteilödem. Radiologisch zeigt sich im Verlauf die typische Atrophie des Knochens in den distalen Anteilen der Extremitäten. Kommt es im Rahmen einer Algoneurodystrophie zu einer derartigen Fehlregulati-

Tabelle 2.2. Ätiologische Faktoren der Algoneurodystrophie nach Schilling (1980)

I	Traumen: Frakturen, Nervenverletzung, OP, Osteogenesis imperfecta, Gichtanfall
II	Viszerale Erkrankungen: Myokardinfarkt, Lungenkarzinom, -Tbc; Gravidität
III	Neurogen: Hemiplegie, Herpes zoster, Engpasssyndrome etc.
IV	Arzneimittelinduziert: Barbiturate, Tuberkulostatika, Radiojodtherapie
V	Spontan

Tabelle 2.3. Weitere Dispositionsfaktoren der Algoneurodystrophie

- ▌Alkoholismus
- ▌Psychisch labile Konstitution
- ▌Hyperthyreose
- ▌Epilepsie
- ▌Stoffwechselerkrankung (insbesondere Diabetes mellitus und Hypertriglyzeridämien)

on der sympathischen postganglionären Neurone der Vasokonstriktoren, führt dies zu einer Hyperämie aller betroffenen Gewebe mit Entzündungszeichen. Die Dysregulation der Vasokonstriktoren führt außerdem zu einer Erhöhung des Kapillardrucks mit Schädigung der Gefäßwände und sekundärer Ödembildung inklusive des Knochenödems. Die Stoffwechselprodukte können nicht in ausreichendem Maße aus dem betroffenen Bereich abtransportiert werden, sodass eine lokale Azidose entsteht. Hieraus resultiert die fehlende physiologische Belastungs- und schmerzhafte Gebrauchsfähigkeit der betroffenen Gliedmaßen. Gleichzeitig haben die betroffenen Axone eine erhöhte Sensibilität für Noradrenalin, sodass ein schmerzhafter afferenter Impuls ausgelöst wird.

Es gibt Hypothesen, dass Histamine, Prostaglandine und/oder Substanz P, welche von unmyelinisierten sensiblen Neuronen ausgeschüttet werden, eine wichtige pathophysiologische Rolle spielen. Im Tierversuch konnte durch einen Antagonisten des Substanz-P-Rezeptors (LY303870) eine Reduktion von Ödem, Überwärmung und Hyperalgesie nachgewiesen werden [2].

Eine weitere Hypothese bezieht sich auf eine mögliche autoimmune Fehlregulation. So gelang der Nachweis eines Autoimmunantikörpers bei 5 von 12 Patienten (2004 [1]).

▌ Lokalisation

Die Algoneurodystrophie betrifft in 90% aller Fälle die Hände oder Füße, sodass hierdurch die pathophysiologische Bedeutung der peripheren Nervenschädigung unterstrichen wird. Andere Körperabschnitte wie die Hüft- oder Schulterregion können aber ebenfalls betroffen sein.

▌ Klinisches Bild

Die von Steinbroker vorgenommene Einteilung der Erkrankung in drei Stadien ist die am häufigsten angewendete [7]. Die Modifikation nach Rosenthal und Wortmann wird ihr in der Tabelle 2.4 gegenüber gestellt [5]. Beiden Einteilungen liegt die Kenntnis des klinischen Verlaufs der Erkrankung zugrunde. Die Einteilungen haben aber auch prognostische Bedeutung; eine Restitio ad integrum ist im Stadium I noch möglich, die Prognose verschlechtert sich mit Eintritt in die Stadien II und III. Hieraus ist ersichtlich, dass die Erkrankung nicht alle Stadien durchläuft, sondern bei zeitiger Therapie erfolgreich behandelt werden kann.

Die im Stadium I auftretende Rötung, Überwärmung und Schwellung wird von einer gesteigerten Schmerzempfindung begleitet (Allodynie,

Tabelle 2.4. Stadieneinteilung der Algoneurodystrophie

	Nach Steinbroker	Nach Rosenthal u. Wortmann
Stadium I	Hyperämie: ▌ intensiver Schmerz ▌ Ödem ▌ Rötung ▌ Überwärmung ▌ Hyperhydrosis	Akut entzündliche Phase (2–12 Wochen, reversibel) ▌ Schmerz: lokal, dann diffus ▌ Schwellung ▌ Rötung ▌ Gelenksteife ▌ erhöhte Hauttemperatur ▌ Hypertrichosis
Stadium II	Dystrophie ▌ Schmerz ▌ Kühle, zyanotische Haut ▌ Beginn der Haut- und Muskelatrophie	Dystrophe Phase (3–6 Monate) ▌ Schwellung geht zurück ▌ verdickte Kutis, Glanzhaut ▌ beginnende Atrophie und lokalisierte Osteoporose ▌ Hauttemperatur sinkt ▌ Funktionseinschränkung ▌ trophische Störungen
Stadium III	Atrophie ▌ wenig Schmerz ▌ Haut- und Muskelatrophien mit Kontrakturen ▌ meist kühle Haut	Endatrophie ▌ Atrophie mit Bewegungseinschränkung und Kontrakturen ▌ kühle Haut ▌ verminderte Durchblutung

Hyperpathie). Das Ödem ist immer distal an der Extremität zu finden und durch eine teigige Schwellung charakterisiert. Wegen der vermehrten Schweißabsonderung ist die Haut oft feucht. Das Röntgenbild zeigt in diesem Stadium keine pathologischen Veränderungen, die Knochenszintigraphie weist jedoch bereits frühzeitig einen charakteristischen positiven Befund auf.

Der Spontanverlauf mündet nach ca. 3 Wochen in das Stadium II. Die Hyperämie verändert sich zu einer Hypämie mit kühler und zyanotischer Haut. Die Hypämie führt zu einer Dystrophie mit Abnahme der Hautdicke, Muskelatrophie und beginnenden Kontrakturen. Die Gelenkkapseln zeigen eine Hypertrophie, im Röntgenbild wird nun eine gelenknahe Osteoporose sichtbar.

Im Stadium III ist die Durchblutung wieder normalisiert. An den Gelenken sind die Kapseln geschrumpft und es liegen Kontrakturen vor.

▮ Differenzialdiagnose

Sofern das Vollbild einer Algoneurodystrophie vorliegt, ist die Diagnose meist klar. Schwierigkeiten treten insbesondere dann auf, wenn das klinische Erscheinungsbild unvollständig ist. Die wichtigsten Differenzialdiagnosen sind:
- Aseptische Knochennekrosen zeigen in der Frühform bereits einen typischen MRT-Befund.
- Septische Arthritiden oder Osteomyelitiden sind laborchemisch durch den Nachweis der erhöhten Entzündungswerte (CRP, Leukozytose) auszuschließen.
- Knochentumoren (primär maligne oder Metastasen) zeigen im Röntgenbild Kortikalisdestruktionen.
- Bei Sehnenscheidenentzündungen oder lymphatischen Ödemen finden sich weder radiologisch noch szintigraphisch pathologische Befunde.

▮ Diagnostik

▮ **Röntgen.** Im Frühstadium ist das Röntgenbild noch unauffällig. Die Knochenveränderungen beginnen mit fleckförmigen, periartikulären Aufhellungen, Auflockerung der Kortikalis, aber ohne periartikuläre Erosionen und mit stets erhaltenem Gelenkspalt. Es bildet sich in ca. 70% der Fälle eine gelenknahe Osteoporose aus. Ur-

sächlich beruht diese auf einer verstärkten Ausschüttung von VIP (vasoaktives intestinales Peptid) aus sympathischen Nervenfasern, die die Kortikalis und das Periost innervieren. Die Abgabe von VIP aus diesen Fasern führt zur Hyperämie und subperiostalen Knochenresorption [8]. Kim et al. [4] fanden osteoporotische Veränderungen vor allem an Ansatzpunkten von Sehnen oder Bändern am Knochen. Im Spätstadium kann die Osteoporose größere Areale befallen. Sie ist oft diffus im Sinne eines Glasknochens erkennbar.

In 28% der Fälle kommt es auch zu messbarem Knochenverlust an der kontralateralen, asymptomatischen Hand [3], was für eine systemische Komponente der Erkrankung spricht.

▮ **Szintigraphie.** Die 3-Phasen-Knochenszintigraphie mit ^{99m}Tc liefert die höchste Spezifität (90%) in der Diagnose der Algoneurodystrophie im Vergleich zu anderen bildgebenden Verfahren. Im Stadium I zeigt die initiale Phase ebenso wie die Blutpoolphase eine Nuklidmehrbelegung des betroffenen Areals. Auch in der Spätphase findet man eine Mehranreicherung, überwiegend periartikulär.

Im Stadium II geht die Nuklidmehrbelegung in der initialen und Blutpoolphase zurück, die Mehrspeicherung in der Spätphase ist jedoch persistent. Diese normalisiert sich erst im Stadium III.

In Zweifelsfällen kann eine bessere Darstellung durch die ^{99}Tc-HDP-pSPECT-Szintigraphie erzielt werden. Diese Technik generiert Bilder von kleinen Gelenken und Knochen in CT-Auflösung. Man erkennt dann Anreicherung in den Zonen der subperiostalen Knochenresorption.

▮ **MRT.** Die MRT-Untersuchung zeigt in den T1-Aufnahmen ein niedriges Signal, während die T2-Aufnahmen eine Signalverstärkuung aufweisen. Es sind aber oft nur unspezifische Veränderungen zu erkennen, sodass die MRT-Untersuchung in der Diagnostik keinen relevanten Stellenwert besitzt.

▮ **Labor.** Typische Laborkonstellationen sind nicht vorhanden. Es kann eine Erhöhung der alkalische Phosphatase und des Osteocalcins vorliegen.

▌ Therapie

Eine allgemein gültige Empfehlung auf der Basis einer evidenzbasierten Studie ist zurzeit nicht vorhanden. Daher existieren zahlreiche Behandlungsvorschläge.

Die kausale Therapie eines eventuell vorhandenen Grundleidens darf nicht außer Acht gelassen werden. Im Vordergrund der Behandlung der Algoneurodystrophie stehen die Schmerzreduktion und Optimierung der Vasomotorik.

In der medikamentösen Therapie hat sich die Gabe von Calcitonin (100 IE/ Tag – nachmittags oder abends) bewährt. Es wirkt sowohl analgetisch, antiphlogistisch als auch antiosteolytisch. Neue Studien berichten von positiven Effekten durch die Applikation von Bisphosphonaten, eine 5-tägige Anwendung mit 30 mg Pamidronsäure i.v. zeigte einen raschen Wirkungseintritt. Auch die Anwendung von Prostaglandin E1 wird wegen seiner relaxierenden Wirkung auf das Gefäßsystem empfohlen.

Schmerzreduktion ist auch durch die Gabe von Gabapentin nachgewiesen, hierbei ist auf eine einschleichende Dosierung zu achten. Die genannten Medikamente sollten ggf. mit peripher wirksamen Analgetika ergänzt werden.

Bei Beschwerdepersistenz ist die Gabe von Glucocorticoiden indiziert (30–50 mg Prednisolonäquivalent), nicht jedoch primär wegen der osteokatabolen Wirkung.

Sympathikusblockaden sind an der oberen Extremität durch die Infiltration des Ganglion stellatum, an der unteren Extremität durch die Blockade des lumbalen Grenzstrangs möglich. Auch Guanethidin führt bei systemischer intravenöser Gabe zu einer Sympathikusblockade und damit zu einer Verbesserung der Durchblutung.

Die physikalische Therapie kann die medikamentöse Therapie unterstützen. Im Stadium I ist lediglich eine analgetische Kryotherpapie sinnvoll. Erst im Stadium II sollte mit intensiver Krankengymnastik und Wärmetherapie die Bewegungstherapie im Vordergrund stehen. Ergänzend können Lymphdrainage und Ultraschall zur Anwendung kommen.

▌ Prognose

Bei früher Diagnose ist eine vollständige Wiederherstellung der Funktion möglich. So ist das Stadium I noch komplett reversibel. Das Stadium II hat wiederum eine bessere Prognose als das Stadium III. Der Patient sollte zur Vorbeugung einer psychopathologischen Entgleisung über die Krankheit und den Verlauf genau unterrichtet werden.

Hinweise, dass Patienten mit einer Borderline-Störung anfälliger für das Auftreten einer Algoneurodystrophie sind, konnten durch Studien nicht belegt werden.

▌ Literatur

1. Blaes F, Schmitz K, Tschernatsch M, Kaps M, Krasenbrink I, Hempelmann G, Bräu ME (2004) Autoimmune etiology of complex regional pain syndrome (M. Sudeck). Neurology 63:1734–1736
2. Guo TZ, Offley SC, Body EA, Jacobs CR, Kingery WS (2004) Substance P signaling contributes to the vascular and nociceptive abnormalities observed in a tibial fracture rat model of complex regional pain syndrome type I. Pain 108:95–107
3. Karacan I, Aydin T, Ozaras N (2004) Bone loss in the contralateral asymptomatic hand in patients with complex regional pain syndrome type 1. J Bone Miner Metab 22:44–47
4. Kim SH, Chung SK, Bahk YW, Chung YA, Song KS (2003) ^{99m}Tc-HDP pinhole SPECT findings of foot reflex sympathetic dystrophy: radiographic and MRI correlation and a speculation about subperiosteal bone resorption. J Korean Med Sci 18:707–714
5. Rosenthal AK, Wortmann RL (1991) Diagnosis, pathogenesis, and management of reflex sympathetic dystrophy syndrome. Compr Ther 17:46–50
6. Schilling F (1980) Das reflexdystrophische Syndrom (die Algoneurodystrophie). Verh Dtsch Ges Rheumatol 6:167–172
7. Steinbrocker O, Spitzer N, Friedmann H (1948) The shoulder-hand syndrome in reflex dystrophy of the upper extremity. Ann Intern Med 29:22–52
8. Veldman PH, Reynen HM, Arntz IE, Goris RJ (1993) Signs and symptoms of reflex sympathetic dystrophy: prospective study of 289 patients. Lancet 342:1012–1016

■ Markraumödem

S. RADKE

Mit dem zunehmenden Einsatz der Kernspintomographie (MRT) als weiterführendem diagnostischen Verfahren zur Abklärung muskuloskelettaler Erkrankungen werden Markraumödeme häufiger beobachtet. Knochenmarködeme treten dabei als Begleitödeme oder als eigenständiges Krankheitsbild (transitorisches Knochenmarködemsyndrom) auf.

MR-tomographisch stellt sich ein Knochenmarködem durch eine Signal-minderung in der T1-Gewichtung und eine Signalerhöhung in der T2-Gewichtung bzw. der Inversion-Recovery-Sequenz (Abb. 2.9) dar. Nach Kontrastmittelgabe ist eine deutliche Kontrastmittelaufnahme des ödematösen Areals in der T1-Gewichtung zu beobachten.

Knochenmarködeme können durch eine Vielzahl von Knochenmarkprozessen (Tab. 2.5) verursacht werden. Der einem Knochenmarködem zugrunde liegende patho-physiologische Mechanismus ist abhängig von der Ätiologie des vorliegenden Markraumprozesses.

Trotz klar umrissener Differenzialdiagnose eines Knochenmarködems im MRT ist die Ursacheneingrenzung häufig mit Schwierigkeiten behaftet. In der Praxis ergeben sich hierdurch Fehldiagnosen gerade dann, wenn die Indikati-

Tabelle 2.5. Ursachen Knochenmarködem

■ Ischämisch
  - Transitorisches Knochenmarködemsyndrom (TKMÖS)
  - Osteonekrose
  - Algodystrophie

■ Degenerativ
  - Osteoarthrose
  - Rapidly destructive Osteoarthritis

■ Traumatisch
  - Bone bruise
  - Stress-/Insuffizienzfraktur

■ Tumor
  - Primärtumor (Morbus Waldenström)
  - Begleitödem Primärtumor (z. B. Osteoidosteom)

■ Infektion
  - Osteomyelitis

■ Hämatopoese

on zur MRT der Abklärung unklarer muskuloskelettaler Beschwerden gilt.

Transitorisches Knochenmarködemsyndrom (TKMÖS)

Das TKMÖS wird dem Frühstadium einer Osteonekrose zugeordnet [4]. Es gilt als vollständig reversibles Krankheitsbild [5], wenngleich ein Fortschreiten zum Spätstadium einer Osteonekrose beobachtet wurde [9].

Das in der MRT erkennbare Markraumödem tritt wenige Stunden nach Schmerzbeginn auf, sodass es das Verfahren der Wahl zur Diagnose des TKMÖS ist. MR-tomographisch besteht beim TKMÖS des Femurs typischerweise ein diffuses Knochenmarködem, das vom Hüftkopf bis zum Trochanter major reicht (Abb 2.9). Eine Kontrastmittelaufnahme ist MR-tomographisch im Bereich des gesamten Knochenmarködems erkennbar. Ein Hüftgelenkerguss ist häufig. Das umlie-

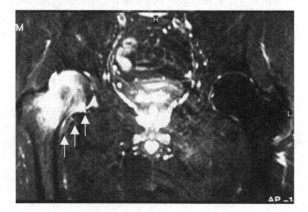

Abb. 2.9. Transitorisches Knochenmarködemsyndrom. Koronare STIR-Sequenz. Das rechte Femur ist bis zum Trochanter major signalerhöht als Hinweis für ein Knochenmarködem (weiße Pfeile).

gende Weichteilgewebe weist hingegen keine Veränderungen auf. Die Diagnose ist eine Ausschlussdiagnose der umfassenden Differenzialdiagnosen eines Knochenmarködems.

Der Krankheitsverlauf des TKMÖS beträgt typischerweise 8 bis 24 Monate. Es konnte gezeigt werden, dass die Core Decompression den Krankheitsverlauf deutlich verkürzt [10]. Nachteilig erwiesen sich die Invasivität des Verfahrens sowie die mehrwöchig eingeschränkte Mobilisation. Deshalb wird gegenwärtig die medikamentöse Behandlung mit Bisphosphonaten, die noch Gegenstand laufender Studien sind, erwogen.

Spätstadium Femurkopfosteonekrose

Die Femurkopfosteonekrose ist eine zirkulatorische Osteopathie unklarer Ätiologie, verursacht durch eine Knochenmarkischämie (S. 3 ff.). Bei einer Femurkopfnekrose im Spätstadium, also nach Einbruch der Femurkalotte, lassen sich MR-tomographisch das sog. Double-Line-Zeichen, das pathognomisch für eine Femurkopfnekrose ist, und ein ausgeprägtes Markraumödem erkennen. Diese Befundkonstellation wird als MRT-Crescent-Zeichen bezeichnet und ist zeitlich vor dem radiologischen Crescent-Zeichen erkennbar (S. 9 ff.). MR-tomographisch ist, gerade bei Vorliegen eines kleinen Nekroseher-

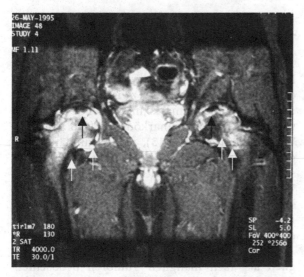

Abb. 2.10. MRT-Crescent-Zeichen. Koronare STIR-Sequenz. Der rechte Femurkopf weist ein Double-Line-Zeichen (schwarzer Pfeil) sowie ein begleitendes Marködem (weiße Pfeile) auf.

des, die Verwechslung mit einem TKMÖS möglich (Abb. 2.10). In immunhistologischen Schnitten [8] konnte gezeigt werden, dass dieses Markraumödem an der Randzone einer Osteonekrose Reparationsprozesse widerspiegelt. Die Relevanz des MRT-Crescent-Zeichens besteht darin, dass therapeutisch die Erfolgsaussichten der Core-Dekompression gering sind [11].

Algodystrophie

Die Algodystrophie ist eine klinische Diagnose. Aufgrund der Heterogenität des klinischen Erscheinungsbildes und der nicht allein posttraumatischen Ätiologie der Algodystrophie [13] entstehen diagnostische Probleme, die zu einer weiteren bildgebenden Abklärung führen können.

Radiologisch zeigt sich bei der Algodystrophie eine diffuse Röntgentransparenz mehrerer Gelenkabschnitte (S. 42 ff.). MR-tomographisch findet sich ähnlich wie beim transitorischen Knochenmarködemsyndrom, das von einigen Autoren [7, 13] in der Vergangenheit als nicht traumatische Form der Algodystrophie angesehen wurde, ein Markraumödem. Im Gegensatz zu dem homogenen, nur einen Gelenkabschnitt betreffenden Markraumödem des TKMÖS ist das Markraumödem der Algodystrophie fleckig und betrifft immer mehrere Gelenkabschnitte [12]. Ein weiterer Unterschied besteht therapeutisch; denn im Gegensatz zum TKMÖS sind Operationen bei der Algodystrophie kontraindiziert.

Rapidly destructive Osteoarthritis

Die Rapidly destructive Osteoarthritis ist eine seltene Sonderform der Osteoarthrose, die bisher an der Hüfte beobachtet wurde. Typischerweise geben die Patienten über Jahre hinweg leichte Gelenkschmerzen insbesondere bei Belastung an, die innerhalb kürzester Zeit stark zunehmen. Im Gegensatz zur klassischen Osteoarthrose, in der nur ein geringes subchondrales Marködem erkennbar ist, lässt sich MR-tomographisch ein sehr ausgeprägtes Knochenmarködem erkennen [1]. Ähnlich dem TKMÖS ist der gesamte Femurkopf einschließlich Tro-

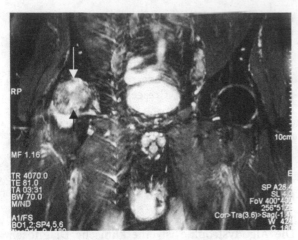

Abb. 2.11. Rapidly destructive Osteoarthritis. Koronare T2-Gewichtung mit Fettsuppression. Das rechte Hüftgelenk zeigt eine Obliteration des Gelenkspalts (weißer Pfeil) sowie ein ausgeprägtes Marködem des Femurkopfes (schwarzer Pfeil).

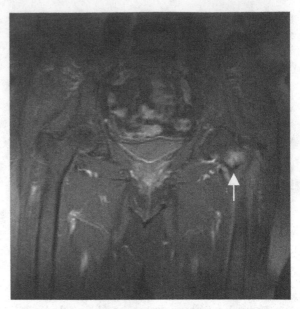

Abb. 2.12. Stressfraktur. Koronare T2-Gewichtung. Der mediale Schenkelhals zeigt eine signalgeminderte Linie (Frakturlinie) mit Begleitödem (weißer Pfeil).

chanter major von einem Knochenmarködem betroffen. Im Gegensatz zum TKMÖS kann jedoch in ausgeprägten Fällen das Azetabulum mit befallen sein. Radiologisch zeigt sich bei der Rapidly destructive Osteoarthritis eine Obliteration des Gelenkspalts (Abb. 2.11.). Intraartikulär liegen zusätzlich ein Erguss sowie eine begleitende Synovialitis vor. Therapeutisch ist die Hüfttotalendoprothese die Therapie der Wahl.

Stress- oder Insuffizienzfraktur

Osteoporotische Insuffizienzfrakturen lassen sich MR-tomographisch früher als im Röntgenbild diagnostizieren. Insuffizienzfrakturen stellen sich MT-tomographisch als signalgeminderte Linie dar, die vom Markraum bis zur Kortikalis reicht [15]. Typischerweise wird diese von einem Marködem umgeben (Abb. 2.12).

Das Bone bruise gilt als Sonderform einer Fraktur und ist die Folge einer Knochenkontusion. Klinisch liegt eine schmerzbedingte Bewegungs- bzw. Belastungseinschränkung vor. Röntgenauffälligkeiten finden sich nicht. MR-tomographisch zeigt sich ein kontusionsherdnahes Knochenmarködem, dem histologisch eine Mikrofrakturierung zugrunde liegt. Typischerweise lässt sich das Knochenmarködem MR-tomographisch bis zu 8 Wochen nachweisen. Bisphosphonate scheinen neusten Untersuchungen zufolge den klinischen Verlauf deutlich zu verkürzen.

Der Vollständigkeit halber seien noch belastungsbedingte Ödeme [14] erwähnt, die in der Literatur [2] im Wesentlichen für den Vorfuß beschrieben wurden, jedoch auch den Femurkopf betreffen können. Die Unterscheidung zum TKMÖS, dem Bone bruise oder einer Stressfraktur lässt sich am besten anamnestisch vornehmen.

Tumor

Bei der Beurteilung von tumorassoziierten Knochenmarködemen muss zwischen primären, durch das Knochenmark infiltrierende Tumoren verursachte Knochenmarködeme (z.B. Morbus Waldenström) (Abb. 2.13), und sekundären Begleitödemen (z.B. beim Osteoidosteom) unterschieden werden [6]. Die in den bildgebenden Verfahren zu beobachtenden Veränderungen sind stark abhängig vom Tumortyp und somit dem Befall der Knochenmatrix, der Kortikalis bzw. des Periosts.

Sekundäre Ödeme werden sowohl bei benignen als auch malignen Tumoren beobachtet. Eine Unterscheidung zwischen Tumorgewebe und Begleitödem kann durch eine dynamische Kontrastmitteluntersuchung erleichtert werden.

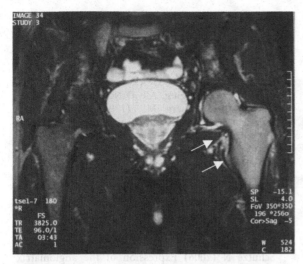

Abb. 2.13. Morbus Waldenström. Koronare T2-Gewichtung mit Fettsuppression. Das linke Femur zeigt ein intermediäres Signal als Hinweis auf ein infiltrierendes Tumorwachstum (weiße Pfeile).

Ein sehr ausgeprägtes Ödem zeigt sich typischerweise beim Osteoidosteom [3].

Osteomyelitis

Die Diagnose einer Osteomyelitis stützt sich in der Regel auf Klinik, Bildgebung und laborchemische Befunde. Der Röntgenbefund einer Osteomyelitis kann jedoch im Frühstadium unauffällig sein bzw. sich erst Wochen nach Eintritt der klinischen Zeichen durch eine fokal vermehrte Röntgentransparenz darstellen. Die 3-Phasen-Szintigraphie zur Darstellung einer Osteomyelitis ist sehr sensitiv, aber wenig spezifisch. Die MRT hingegen vermag eine ausgezeichnete Darstellung der Osteomyelitis gerade im Hinblick auf Lokalisation, Ausdehnung und Darstellung von Fistelgängen im umliegenden Weichteilgewebe zu geben (Abb. 2.14a, b).

Signalveränderungen werden durch Ödeme bzw. entzündliche Gewebsinfiltrationen verursacht. Die entzündlichen Veränderungen des Knochenmarks stellen sich als Knochenmarködeme mit einer Signalminderung in der T1-Gewichtung und einer Signalerhöhung in der T2–Gewichtung dar. Im Gegensatz zu malignen tumorösen Veränderungen ist die Kortikalis in der Regel erhalten (Abb. 2.14b). Ist das umliegende Weichteilgewebe ebenfalls entzündlich verändert,

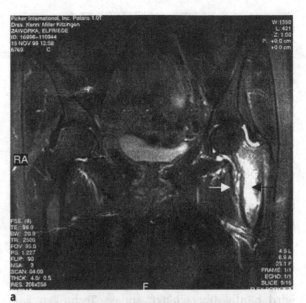

a

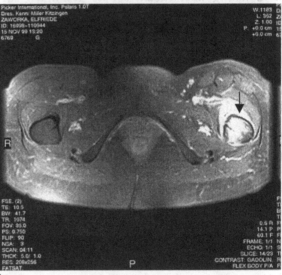

b

Abb. 2.14. Osteomyelitis. **a** Koronare STIR-Sequenz. Das linke Femur zeigt ein markraumüberschreitendes Ödem mit Infiltration der Weichteile (Pfeile). **b** Axiale T2-Gewichtung mit Fettsuppression. Am linken Femur hat sich ein Knochenmarködem gebildet, das die Kortikalis überschreitet und sich in den M. quadriceps ausdehnt (Pfeil). Das Marködem nimmt deutlich Kontrastmittel auf. Die Kortikalis ist intakt.

sind MR-tomographisch eine Signalminderung in der T1-Gewichtung, eine Signalerhöhung in der T2-Gewichtung sowie eine starke Kontrastmittelaufnahme in der T1-Gewichtung zu beobachten. Folgeerscheinungen einer Osteomyelitis wie Fistelgänge, Weichteilabszesse oder intraossäre Abszesse sind ebenfalls mit den typischen Signalveränderungen präzise darstellbar.

Hämatopoese

Hämatopoetisches Knochenmark findet sich ab Geburt in allen Knochen. Mit zunehmendem Alter kommt es zur Konvertierung zu inaktivem Knochenmark. Die Konvertierung der Röhrenknochen findet dabei von distal nach proximal bzw. von der Diaphyse zur Metaphyse statt. Bereits im Alter von einem Jahr werden Epiphyse und Apophyse mit fettigem inaktiven Knochenmark ersetzt. MR-tomographisch stellt sich hämatopoetisches Knochenmark mit einem intermediären Signal in der T1- und T2-Gewichtung dar, inaktives Knochenmark hingegen mit hoher Signalintensität in der T1-Gewichtung und einem intermediären Signal in der T2-Gewichtung. Der Fettgehalt in T2-gewichteten Spinechosequenzen wird häufig überschätzt, sodass Techniken zur Fettunterdrückung, wie Chemical suppression oder die Short time inversion recovery, eine bessere Darstellung des Flüssigkeitsgehalts und damit des hämatopoetischen Knochenmarkes ermöglichen. Hierdurch kann altersabhängig ein knochenmarködemähnliches Bild entstehen, das leicht fehlgedeutet werden kann.

Ein MR-tomographisches Markraumödem kann durch zahlreiche Krankheitsbilder hervorgerufen werden. Die genaue Interpretation des MR-tomographisch vorliegenden Krankheitsbilds gelingt in der Mehrzahl der Fälle nur in Zusammenschau aller klinischen, bildgebenden und laborchemischen Befunde.

▌ Literatur

1. Boutry N, Paul C, Xavier L, David F, Migaud H, Cotten A (2002) Rapidly destructive osteoarthritis of the hip: MR Imaging findings. Am J Roentgenol 179:657–663
2. Deely DM, Schweitzer ME (1997) MR imaging of bone marrow disorders. Radiol Clin North Am 35:193–212
3. Ehara S, Rosenthal DI, Aoki J, Fukuda K, Sugimoto H, Mizutani H, Okada K, Hatori M, Abe M (1999) Peritumoral edema in osteoid Osteoma on magnetic resonance imaging. Skeletal Radiol 28:265–270
4. Gardeniers JWM (1993) ARCO Commitee on Terminology and Staging. ARCO Newsletter 5:79–82
5. Guerra JJ, Steinberg ME (1995) Distinguishing transient osteoporosis from avascular necrosis of the hip. J Bone Joint Surg Am 77:616–624
6. Kroon M, Bloem JL, Holscher HC, Woude HJ, Reijnierse M, Taminiau A (1994) MR imaging of edema accompanying benign and malignant bone tumors. Skeletal Radiol 23:261–269
7. Lequesne M (1968) Transient osteoporosis of the hip. A nontraumatic variety of Sudeck's atrophy. Ann Rheum Dis 27:463–471
8. Radke S, Battmann A, Jatzke S, Eulert J, Jakob F, Schutze N (2006) Expression of the angiomatrix and angiogenic proteins CYR61, CTGF, and VEGF in osteonecrosis of the femoral head. J Orthop Res 24:945–952
9. Radke S, Kenn W, Eulert J (2004) Transient bone marrow edema syndrome progressing to avascular necrosis of the hip – a case report and review of the literature. Clin Rheumatol 23:83–88
10. Radke S, Kirschner S, Seipel V, Rader C, Eulert J (2003) Treatment of transient bone marrow oedema of the hip – a comparative study. Int Orthop 27:149–152
11. Radke S, Kirschner S, Seipel V, Rader C, Eulert J (2004) Magnetic resonance imaging criteria of successful core decompression in avascular necrosis of the hip. Skeletal Radiol 33:519–523
12. Radke S, Vispo-Seara J, Walther M, Ettl V, Eulert J (2001) Transient bone marrow oedema of the foot. Int Orthop 25:263–267
13. Schilling F, Kreitner F (2000) Über Reflexdystrophien – Erinnerungen an rheumatologische Erstbeschreibungen und was daraus wurde – 100 Jahre nach Sudeck. Akt Rheumatol 25:69–73
14. Schweitzer M, White LM (1996) Does altered biomechanics cause Marrow edema? Radiology 198:851–853
15. Vande Berg BC, Malghem JJ, Lecouvet FE, Jamart J, Maldague BE (1999) Idiopathic bone marrow edema lesions of the femoral head: predictive value of MR imaging findings. Radiology 212:527–535

Schwangerschaftsassoziiertes Knochenmarködem der Hüfte

C. Niedhart

Einleitung

Das transitorische Knochenmarködem der Hüfte ist eine Sonderform der lokalen Knochenmarkreaktionen und häufig mit einer lokalen transitorischen Osteoporose vergesellschaftet. Die Abgrenzung zwischen Knochenmarködem und transitorischer Osteoporose ist klinisch nicht möglich. Die Erstbeschreibung der transitorischen Osteoporose der Hüfte erfolgte 1959 durch Curtiss und Kincaid [1]. Während es sich bei der transitorischen schwangerschaftsassoziierten Osteoporose der Hüfte um ein nativradiologisch diagnostizierbares Krankheitsbild handelt, ist das reine Knochenmarködem über das Röntgenbild nicht erkennbar. Es verwundert daher nicht, dass die Erstbeschreibung des schwangerschaftsassoziierten Knochenmarködems der Hüfte erst 1988 durch Wilson [4] erfolgte.

Das schwangerschaftsassoziierte Knochenmarködem tritt wie auch die schwangerschaftsassoziierte transitorische Osteoporose der Hüfte üblicherweise im 3. Trimenon der Schwangerschaft bei Erstgebärenden auf, in 20% beidseits. Es handelt sich um ein seltenes Krankheitsbild.

Ätiologie und Pathogenese

Die Ätiologie ist ungeklärt. Als mögliche Ursache speziell für das schwangerschaftsassoziierte Knochenmarködem wird eine mechanische Kompression des N. obturatorius [1] diskutiert, Beweise hierfür fehlen jedoch. Im Tierversuch ist ein Knochenmarködem der Hüfte durch Kompression des N. obturatorius nicht auslösbar. EMG-Untersuchungen geben ebenfalls keinen Anhalt für eine neurogene Ursache. Weitere mögliche Ursachen sind wie bei dem nicht schwangerschaftsassoziierten Knochenmarködem der Hüfte eine Störung der arteriellen Zufuhr (Arteriosklerose, Vaskulitis, arterielle Hypertonie, Embolie), Störung des venösen Abflusses (Venenthrombose, Gelenkerguss, Synovitis), Verlegung der intraossären Kapillaren (Fettembolie, Sichelzellenanämie) oder intraossäre Gefäßkompression durch extravasku-

läre Faktoren (Fettzellen/Fettmarkhypertrophie, Mikrofrakturen, Morbus Gaucher). Hormonelle Einflüsse sind denkbar, ebenso eine überschießende Reaktion des Knochens auf die durch zunehmendes Körpergewicht und Veränderung des Schwerpunktes mit resultierender veränderter Krafteinleitung gestiegene Belastung. Die Abgrenzung zur sympathischen Reflexdystrophie (CRPS) oder einer Frühform der Hüftkopfnekrose ist meist nur über den weiteren Verlauf möglich.

Klinisches Bild

Das klinische Bild ist unspezifisch. Meist bestehen Schmerzen in der Leiste sowie geringer am Trochanter major oder dem Oberschenkel. Die Schmerzen setzen akut ohne adäquates Trauma ein. Belastung verstärkt die Schmerzen. Bei der Untersuchung zeigen sich die für eine Hüftgelenkaffektion typischen Befunde mit Druckschmerz, Kapselmuster und positivem Viererzeichen.

Diagnostik

Da die Indikation zu Röntgen und Szintigraphie in der Schwangerschaft sehr zurückhaltend gestellt werden sollte, besteht bei länger anhaltenden Schmerzen im Bereich der Hüften während der Schwangerschaft die Indikation zur MRT-Untersuchung.

Im Ultraschall der Hüftgelenke ist meist ein begleitender Gelenkerguss zu erkennen. Radiologisch zeigen sich beim reinen Knochenmarködem keine Veränderungen, bei der assoziierten Osteoporose erst in späteren Stadien eine diffuse Osteopenie, ggf. mit Kortikalisverdünnung des Schenkelhalses. Szintigraphisch wird hier eine deutliche Mehrspeicherung sichtbar. Beweisend – und bei Schwangeren Methode der Wahl – ist die MRT mit Nachweis des Knochenmarködems im Schenkelhals. Hier zeigt sich das Knochenmarködem in der T1-Gewichtung signalgemindert bei Signalerhöhung in der T2-Gewichtung.

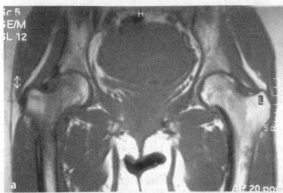
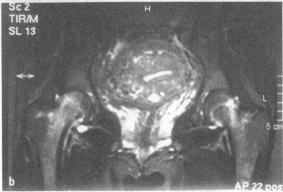

Abb. 2.15. Schwangerschaftsassoziiertes Knochenmarködem in der MRT. **a** T1-Gewichtung, **b** STIR-Gewichtung.

Nach Gabe von Kontrastmittel ist in der T1-Gewichtung meist eine Signalerhöhung sichtbar (Abb. 2.15). Ein deutlicher Befall des Azetabulums ist unüblich und muss zur differenzialdiagnostischen Abklärung führen.

▌ Differenzialdiagnose

Differenzialdiagnostisch müssen die bei Schwangeren häufigen unspezifischen, die tieflumbale Region, die Kreuz-Darmbein-Gelenke und die Beckenregion betreffenden Schmerzsyndrome als Folge der durch erhöhte Östrogenspiegel ausgelösten Bandlaxizität sowie des veränderten Schwerpunktes soweit möglich klinisch ausgeschlossen werden. Als weitere mögliche Affektionen der Hüfte sind Arthritiden verschiedener, auch septischer Genese zu bedenken. Ausstrahlende Beschwerden bei lumbaler Nervenwurzelreizung sowie Hernien oder intrapelvine Ursachen bzw. Raumforderungen sind zu erwägen. Bei starken, belastungsabhängigen Schmerzen sollte eine Stressfraktur auf dem Boden einer lokalen Osteopenie ausgeschlossen werden.

Jedes transitorische Knochenmarködem der Hüfte kann in eine lokale Osteoporose mit vermehrter Frakturgefahr übergehen. Schenkelhalsfrakturen Schwangerer als Folge einer transitorischen Osteoporose der Hüfte sind zwar nur als Einzelfälle in der Literatur beschrieben [2], aufgrund ihrer erheblichen Folgen aber durch konsequente Entlastung zu verhindern. Auch ein Knochenmarködem als Frühform der avaskulären Nekrose lässt sich nicht vom transitorischen Ödem unterscheiden.

Von einigen Autoren wird das schwangerschaftsassoziierte Knochenmarködem der Hüfte zum Kreis der Algodystrophien gezählt. Grund hierfür ist die unklare Ätiologie. Während bei der Algodystrophie jedoch in der Regel mehrere Knochen betroffen sind, ist das transitorische Knochenmarködem der Hüfte auf den Femur begrenzt. Auch die für die Algodystrophie typische Weichteilbeteiligung fehlt beim schwangerschaftsassoziierten transitorischen Knochenmarködem der Hüfte. MR-tomographisch unterscheiden sich beide Erkrankungen durch ein eher fleckiges Markraumödem bei der Algodystrophie und ein in der Regel homogenes Ödem beim transitorischen Knochenmarködem der Hüfte.

▌ Therapie

Das schwangerschaftsassoziierte Knochenmarködem ist selbstlimitierend. Eine Restitutio ad integrum erfolgt in der Regel nach 6–8 Monaten ohne spezifische Therapie.

Während der Schwangerschaft stehen therapeutisch symptomatische Maßnahmen wie Entlastung (bei einseitigem Befall an Unterarmgehstützen, bei beidseitigem Befall im Rollstuhl), Gabe von Schmerzmitteln (Paracetamol) und physikalische Therapie im Vordergrund. Auf ausreichende Zufuhr von Calcium und Vitamin D ist zu achten. Weitergehende invasive Maßnahmen sind meist nicht notwendig. Bei starken, postpartal weiterhin bestehenden Schmerzen ist eine Anbohrung des Schenkelhalses zu überdenken. Durch die Gabe von Bisphosphonaten kann der Verlauf nach Einzelfallberichten beschleunigt werden [3]. Die Gabe von Bisphosphonaten ist während der Schwangerschaft jedoch kontraindiziert und sollte bei Kinderwunsch in der Zukunft kritisch diskutiert werden. Eine über den lokalen Befall der Hüfte hinausgehende schwangerschaftsassoziierte Osteoporose sollte ausgeschlossen werden.

▌ Literatur

1. Curtiss PH, Kincaid WE (1959) Transitory demineralization of the hip in pregnancy. J Bone Joint Surg Am 41:1327–1333
2. Fokter SK, Vengust V (1997) Displaced subcapital fracture of the hip in transient osteoporosis of pregnancy. Int Orthop 21:201–203
3. Samdani A, Lachmann E, Nagler W (1998) Transient osteoporosis of the hip during pregnancy: a case report. Am J Phys Med Rehabil 77:153–156
4. Wilson AJ, Murphy WA, Hardy DC, Totty WG (1988) Transient osteoporosis: transient bone marrow edema? Radiology 167:757–760

3 Periprothetischer Knochen

Ätiologie und Pathogenese der periprothetischen Osteolyse

B. Baumann, C. P. Rader

„The problem is osteolysis" lautete die wegweisende Schlussfolgerung, die William Harris [37] im Jahr 1995 zog und damit das Hauptproblem der Endoprothetik auf den Punkt brachte. Auch unter heutigen Maßstäben stellen periprothetische Osteolysen den wichtigsten Faktor dar, der die Langzeitergebnisse der Endoprothetik limitiert. Obwohl periprothetische Osteolysen nicht mit einer Prothesenlockerung gleichzusetzen sind, da die Implantate, insbesondere in der Anfangsphase, noch stabil sein können, so sind sie häufig das erste radiologisch sichtbare Zeichen, dass der pathogenetische Prozess der Prothesenlockerung längst in Gang gekommen ist. Ein typischer Fall einer progredienten periprothetischen Osteolyse, die zur Pfannendislokation mit Revisionsnotwendigkeit geführt hat, ist in Abb. 3.1 dargestellt. Angesichts der Tatsache, dass weltweit jährlich über 1,5 Millionen Gelenkersatzoperationen durchgeführt werden, und in 3–10% der Fälle in einem Zeitraum von 10 Jahren Prothesenlockerungen auftreten, die Wechseloperationen notwendig machen, kann die enorme medizinische und volkswirtschaftliche Bedeutung der periprothetischen Osteolyse abgeschätzt werden [60]. Es handelt sich dabei um ein Geschehen unterschiedlicher Ätiologie, wobei nach der klassischen Auffassung lediglich zwischen septischer und aseptischer Genese unterschieden wird (Abb. 3.2). Mehrere wissenschaftliche Publikationen konnten in jüngster Zeit „neue" Entitäten wie „biomaterialadhären-

tes Endotoxin" oder „Hypersensitivität" erhärten, die bisher kontrovers diskutiert und von vielen Experten nicht anerkannt wurden. Diese

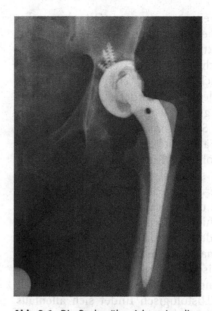

Abb. 3.1. Die Beckenübersicht zeigt die wesentliche Folge einer periprothetischen Osteolyse. Im Verlauf von 5 Jahren hat sich eine progrediente Osteolyse um die Pfannenkomponente, die ursprünglich in korrekter Position primär stabil verankert wurde, ausgebildet, die zur Lockerung und schließlich Pfannendislokation mit Revisionsnotwendigkeit geführt hat. Obwohl sich klinisch, laborchemisch und mikrobiologisch kein Hinweis für eine Infektion ergab, zeigte die histologische Untersuchung der Pseudomembran aus der Osteolyse eine Low-grade-Infektion als Ursache.

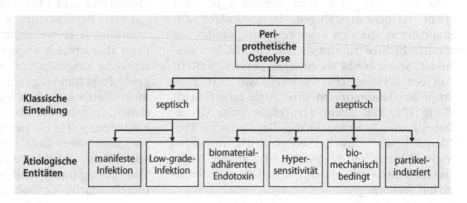

Abb. 3.2. Synopsis der unterschiedlichen Ätiologien der periprothetischen Osteolyse.

Arbeit erläutert die unterschiedlichen Ätiologien der periprothetischen Osteolyse (Abb. 3.2) und fokussiert später auf die molekularen Mechanismen der partikelinduzierten periprothetischen Osteolyse.

Septische Osteolysen

Die Diagnose einer septischen Osteolyse oder Lockerung ist evident, wenn es sich um eine manifeste Infektion handelt, die durch entsprechende klinische Zeichen, den mikrobiologischen Keimnachweis und eine granulozytäre Entzündung der periprothetischen Membran eindeutig abgegrenzt werden kann. Wenn nun allerdings im Sinne einer Ausschlussdiagnose alle anderen Fälle, die durch fehlenden Keimnachweis und ohne richtungweisende Histologie charakterisiert sind, als aseptische Osteolysen klassifiziert werden, so ist dies mit erheblichen diagnostischen und therapeutischen Fehlern behaftet. Grund hierfür ist die sog. Minimalinfektion (Low-grade-Infektion), weil sie einerseits klinisch wie makroskopisch ein ähnliches Bild wie eine aseptische Osteolyse hervorruft, andererseits wie eine manifeste Infektion behandelt werden muss. Histologisch findet sich allenfalls eine milde chronisch granulozytäre Entzündung, wobei die Abgrenzung gegenüber reaktiven entzündlichen Veränderungen, die vorwiegend durch Abriebpartikel verursacht sind, schwierig ist [61]. Hinzu kommt, dass in den meisten Fällen der mikrobiologische Keimnachweis nicht gelingt, da es sich um bestimmte Staphylokokkusstämme, sog. Small Colony Variants (SCV), handelt, die mit den klassischen, mikrobiologischen Methoden nicht zuverlässig kultivierbar sind [52, 111]. SCV sind Bakterien in einer nicht vermehrungsfähigen, intrazellulären Zustandsform, die sich bevorzugt im „Biofilm" an Grenzschichten zu künstlichen Oberflächen ausbildet. Somit bleibt als einziges „hartes" Kriterium der histologische Nachweis von 1–10 neutrophilen Granulozyten pro „high power field" übrig [71, 93]. Allein der relativ weite Grenzbereich von 1–10 macht die diagnostische Problematik und Unsicherheit deutlich, weswegen viele Autoren [69, 92, 94, 99, 101] andere Nachweisverfahren mit höherer Spezifität und Sensitivität fordern.

Diagnostische Schwierigkeit der Low-grade-Infektion

Ein sicheres und, wenn möglich, präoperatives Nachweisverfahren einer Low-grade-Infektion wäre ein unbestreitbarer Erfolg und hätte wesentliche therapeutische Konsequenzen (Abb. 3.2). Der einfachste Lösungsansatz ist der molekularbiologische Nachweis von bakterieller 16S-rDNA. Mehrere Studien brachten dabei sehr unterschiedliche, teilweise widersprüchliche Ergebnisse. Eine Studie von Panousis et al. [70] mit 92 Patienten zeigte in 32 Fällen einen positiven PCR-Nachweis, wogegen klinisch 12 (13%), histologisch 11 (12%) und mikrobiologisch 21 (23%) für eine Infektion sprachen. Die Autoren interpretierten die Ergebnisse dahingehend, dass die PCR wegen falsch positiver Befunde einen schlechten prädiktiven Wert hätte. Einzuwenden ist hier allerdings, dass als Goldstandard die klinische Infektdiagnose angesehen wurde, was kritisch zu bewerten ist, da diese ungenau ist. So ist es auch nicht verwunderlich, dass andere Arbeitsgruppen [99, 101] zu einem anderen Ergebnis kommen. Eine aufwendigere, aber auch spezifischere Nachweismethode wurde in jüngerer Zeit durch FiSH (fluoreszierende In-situ-Hybridisierung) bakterieller 16S-rRNA beschrieben, wobei hier eine Studie zur Überprüfung von Spezifität und Sensibilität der Methode noch aussteht [52, 110, 111]. Eine weitere Methode zum Nachweis von SCV im Biofilm besteht in der Immunfluoreszenzmikroskopie unter Verwendung von Antikörpern gegen Staphylococcus spp. und Propionibacterium acnes [99, 100]. Bisher haben die genannten molekularen Nachweisverfahren noch keinen Eingang in die breite klinische Routine gefunden, da die Evidenz dieser Methoden an größeren Kollektiven noch zu beweisen ist. Indes haben jüngere Studien molekulare Mechanismen aufgedeckt, wie die Knochenresorption bei Low-grade-Infektionen vermittelt wird [53].

Unter Berücksichtigung der genannten Argumente ist festzustellen, dass eine Osteolyse erst dann als aseptisch angesehen werden darf, wenn septische Ursachen und insbesondere eine Low-grade-Infektion ausgeschlossen sind. Wenn keine molekularbiologischen Methoden zur Verfügung stehen, so muss bei einer milden granulozytären Entzündung (1–10 neutrophilen Granulozyten pro „high power field") auch ohne mikrobiologischen Keimnachweis von einer Low-grade-Infektion ausgegangen und müssen entsprechende therapeutische Maßnahmen ergriffen werden.

Aseptische Osteolysen

Aus dem Schwedenregister [44, 79] ist zu entnehmen, dass aseptische periprothetische Osteolysen oder Lockerungen für 70% der Hüft- und 44% der Knierevisionen in Schweden verantwortlich gemacht werden. Obwohl angenommen werden muss, dass die Zahlen tatsächlich zu hoch gegriffen sind, da viele Low-grade-Infektionen unerkannt blieben, so stellen die aseptischen Ursachen dennoch den größten Anteil dar. Mehrere Theorien sind für die Pathogenese der aseptischen Osteolyse vorgeschlagen worden. Zunächst wurden Zementfrakturen, -zerrüttung und -partikel für die Osteolysen bzw. Lockerung verantwortlich gemacht, sodass der Begriff „cement disease" geprägt wurde [38, 106]. Als Konsequenz wurden in den 80er-Jahren zementfreie Implantate in die klinische Anwendung eingeführt, wobei allerdings die Frühergebnisse offenbaren, dass damit das Problem der periprothetischen Osteolyse nicht behoben war. In der Folge wurde es zunächst den Metallpartikeln [4], später den Polyethylenpartikeln [49] zugeschrieben. Da auch diese Theorien das Problem nicht vollständig erklären konnten, wurden biomechanische Modelle erarbeitet. Hier sind zu nennen: Stress shielding [22], Micromotion [80], Sealed interface [86], High fluid pressure [3]. Unabhängig davon spielen die klassischen biomechanischen Faktoren wie Primärstabilität, chirurgische Qualität (z. B. Ligament balancing bei der Knieendoprothetik) und Implantatdesign eine überragende Rolle, sodass diese bei der Ursachenforschung der periprothetischen Osteolyse immer zu berücksichtigen sind. So liegt es auf der Hand, dass in manchen Fällen biomechanische Ursachen hauptverantwortlich für periprothetische Osteolysen sind. In der Praxis gelingt die Identifikation der genannten biomechanischen Lockerungsursachen durch Analyse des klinischen und radiologischen Verlaufs (einschl. Radiostereometrie) unter Berücksichtigung des verwendeten Implantates und nach Ausschluss einer Low-grade-Infektion relativ zuverlässig. Es ist somit evident, dass die Gruppe der aseptischen Prothesenlockerung heterogen ist und einer weiteren Differenzierung bedarf. Dies lässt sich auch aus der kürzlich veröffentlichten Konsensusklassifikation für periprothetische Membranen [62], die nach histologischen Gesichtspunkten erfolgte, schließen. Die Klassifikation ist auch für das Gewebe aus periprothetischen Osteolysen anwendbar und teilt in folgende vier Typen ein:

▌ Typ I: periprothetische Membran vom abriebinduzierten Typ 55%,
▌ Typ II: periprothetische Membran vom infektiösen Typ 20%,
▌ Typ III: periprothetische Membran vom Mischtyp 5%,
▌ Typ IV: periprothetische Membran vom Indifferenztyp 15%,
▌ nicht beurteilbar 5%.

Aus der Klassifikation geht hervor, dass die aseptischen Lockerungen (Typ I, Teile von Typ III und Typ IV) histologisch unterschiedlich sind. Problematisch ist, dass diesen Typen der aseptischen Prothesenlockerung keine einheitliche ätiologische Entität zugrunde liegt und keine differenzialtherapeutischen Schlüsse gezogen werden können. Dem liegt ein systemimmanentes Problem der Histologie zugrunde, da eine pathogenetische Zuordnung nur durch eine Kombination mit dem klinischen und radiologischen Verlauf möglich sein wird.

▌ Partikelinduzierte Osteolyse

Den zahlenmäßig größten Anteil an der heterogenen Gruppe „aseptische Osteolyse" wird von Morawietz et al. [62] dem abriebinduzierten Typ mit einem Anteil von 55% zugeteilt. Das Modell der partikelinduzierten Osteolyse geht in seiner ursprünglichen Form davon aus, dass Makrophagen durch die Phagozytose von Partikeln aktiviert werden und Mediatoren freisetzen, die über einen kaskadenartigen Prozess zu einer periprothetischen Inflammation und Knochenresorption führen. Das Modell hat im Lauf der Zeit einige Modifikationen, Konkretisierungen und Ergänzungen erhalten. So wurde in den ersten Arbeiten den aktivierten Makrophagen die Fähigkeit zugeschrieben, durch direkte Knochenresorption die periprothetische Osteolyse zu verursachen [21, 25, 51, 96]. Obwohl diese Fähigkeit von Makrophagen in geringem Ausmaß bewiesen zu sein scheint [63, 97], gehen alle heutigen Modelle davon aus, dass die wesentliche Knochenresorption im Bereich der periprothetischen Osteolyse durch Osteoklasten hervorgerufen werden muss [12]. Eine periprothetische Osteolyse ist immer die Folge einer lokalen, negativen Knochenbilanz, die auch durch die Knochenbildung mitbestimmt

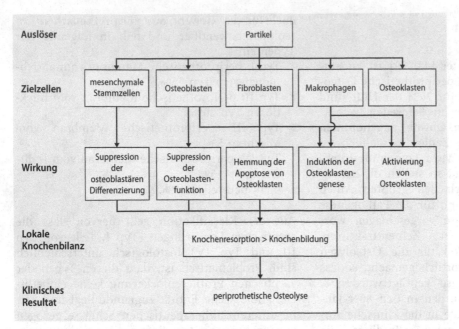

Abb. 3.3. Die Synopsis fasst die partikelinduzierte Osteolyse und die komplexen Interaktionen der beteiligten Zelltypen zusammen. Es resultieren verschiedene Effekte, die in der Summe zu einer lokalen, negativen Knochenbilanz führen.

wird. So ist nach heutigem Verständnis diese negative Knochenbilanz als Ergebnis einer komplexen Interaktion verschiedener Zelltypen anzusehen (Abb. 3.3).

Mechanismen der partikelinduzierten Zellaktivierung

Einige Studien haben gezeigt, dass Abriebpartikel sowohl die Osteoklastogenese induzieren, als auch Osteoklasten [109] aktivieren und deren Apoptose inhibieren können [33, 35]. Dabei fungieren die aktivierten Makrophagen zum einen als Quelle für entsprechende Mediatoren und zum anderen als Vorläuferzellen zum Osteoklasten [50]. Obwohl auch Osteoklasten [104] und Osteoblasten [11, 54, 73] in der Lage sind, Abriebpartikel zu phagozytieren und wahrscheinlich den Prozess der partikelinduzierten Osteolyse zu induzieren, kommt den Makrophagen in dieser Hinsicht noch immer eine Schlüsselrolle zu, da sie einen hoch differenzierten Phagozytoseapparat besitzen und außerdem regelhaft in Osteolysen und Pseudomembranen mit intrazellulären Partikeln nachgewiesen wurden [106]. Sowohl in Tissue-retrieval- als auch in In-vitro-Studien wurden intrazellulär Partikel nachgewiesen, weshalb man lange Zeit davon ausging, dass die Phagozytose von Partikeln notwendig ist, um den Prozess der partikelindu-

zierten Osteolyse zu initiieren. Aus der Beobachtung, dass es eine optimale Partikelgröße [32] für die Phagozytose gibt, leitete sich auch die Theorie ab, dass Partikel ab einer gewissen Größe keine biologische Aktivität hätten. Indes konnten Nakashima et al. [67] zeigen, dass der Prozess der Phagozytose nicht notwendig ist, um Makrophagen zu aktiveren. Soloviev et al. [91] konnten einen Mechanismus aufdecken, dass Titanpartikel ohne Phagozytose mit Zellmembranen interagieren, dabei über eine Lipidperoxidation freie Sauerstoffradikale generieren und die neutrale Sphingomyelinase aktivieren. Dies induziert eine NFκB-Aktivierung (Nuclear factor kappa B), die dann wiederum eine vermehrte Transkription proinflammatorischer und osteoklastoinduktiver Gene verursacht. Viele In-vitro-Studien konnten zeigen, dass verschiedene Abriebpartikel in der Lage sind, in einem geeigneten Zellmodell verschiedene Mediatoren sowohl auf RNA- als auch auf Proteinebene zu induzieren. Es wurde eine Vielzahl von Mediatoren beschrieben: TNFα (Tumornekrosefaktor alpha), PGE2 (Prostaglandin E2), IL1 (Interleukin 1), IL6 (Interleukin 6), IL8 (Interleukin 8), PDGF (platelet derived growth factor), MMP2 (Matrix-Metalloproteinase 2), MMP7 (Matrix-Metalloproteinase 7), MMP9 (Matrix-Metalloproteinase 9), TGFβ (tumor growth factor beta), lysosomale Enzyme, IFNγ (Interferon gamma)

[29, 30, 42, 43, 66, 74, 85]. Die Zytokinantwort hängt dabei von Material [40, 87, 90], Größe [32, 108], Konzentration [8] und Form [109] der Partikel ab. Da Partikel aus unterschiedlichen Materialien mit identischer Charakteristik gemäß oben genannten Kriterien nicht verfügbar sind, ist auch eine vergleichende Aussage bezüglich der biologischen Aktivität von Partikeln aus unterschiedlichen Biomaterialen nicht gesichert möglich. Wenn ein solcher Vergleich doch gemacht wird, so scheint die „surface area" [24, 47, 89] der Partikel die geeignetste Bezugsgröße zu sein, wobei die meisten Studien zu dem Ergebnis kommen, dass Legierungen mit Kobalt und Chrom den stärksten biologischen Effekt, Titanlegierungen einen mäßigen und PE- und Keramikpartikel den geringsten biologischen Effekt haben. Hinzu kommt ein synergistischer Effekt, wenn Abriebpartikel unterschiedlicher Materialien wie etwa PE- und Titanpartikel zusammenwirken [7]. Einschränkend wurde allerdings immer wieder angemerkt, dass die „Muster" von Mediatoren, auch wenn es sich meist um „osteoresorptive" Zytokine handelt, nicht zwangsläufig eine vermehrte Knochenresorption und Osteoklastogenese beweisen. Daher haben einige Autoren schon frühzeitig versucht, mit radioaktiv markierten Mäusekalvarien (^{45}Ca) oder „bone resorption pit assays" [25, 26, 64] ein direktes Maß der Knochenresorption nach Partikelexposition zu

erhalten. Einige Autoren konnten in Tierversuchen zeigen, dass verschiedene Partikel (Polymethylmetacrylat [PMMA], Titan-Aluminium-Vanadium [TiAlVa], Kobalt-Chrom-Molybdän [CoCrMo], Stainless steel [SS], Polyethylen [PE]) in der Lage sind, Osteolysen zu induzieren [2, 28]. Die Arbeitsgruppe von Sabokbar et al. [81, 83, 84, 109] konnte in verschiedenen Studien zeigen, dass Zellen, die aus der Pseudomembran einer aseptischen Lockerung isoliert wurden, sich unter geeigneten Bedingungen zu Osteoklasten differenzieren.

RANKL-vermittelte Osteolyse

Entscheidend bei der periprothetischen Osteolyse ist somit eine inadäquat hohe, lokale Knochenresorption aufgrund gesteigerter Osteoklastenaktivität und Osteoklastogenese, die in der Bilanz die Knochenneubildung übertrifft. In diesem Zusammenhang stellen RANKL (receptor activator of nuclear factor-κB ligand) und OPG (Osteoprotegerin) als Agonist und Antagonist eines parakrinen Zytokinsystems essenzielle Faktoren bei der Regulation der Differenzierung, Fusion, Aktivierung und Apoptose von Osteoklasten dar [45]. RANKL stimuliert die Anzahl und Aktivität funktionsfähiger Osteoklasten durch Aktivierung des osteoklastären Rezeptors RANK (receptor activator of nuclear factor-κB) und steigert damit die Knochenre-

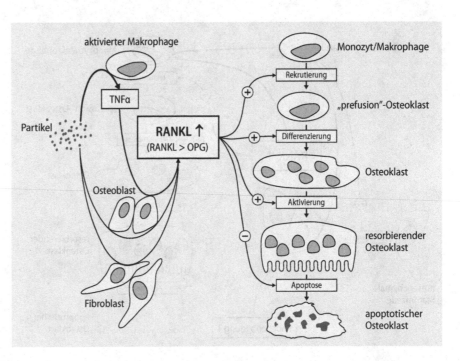

Abb. 3.4. Das Schema zeigt den RANKL-vermittelten Signalweg der partikelinduzierten periprothetischen Osteolyse.

sorption, während OPG durch Neutralisierung von OPGL entgegengesetzte Effekte besitzt. RANKL und OPG werden von Osteoblasten und Knochenmarkstromazellen produziert, während RANK von der monozytär-osteoklastären Zellreihe exprimiert wird. Mehrere Studien [19, 23, 41, 48] konnten im Gewebe aus periprothetischen Osteolysen eine erhöhte RANKL-Expression nachweisen. Wesentlich ist letztlich ein lokales Überwiegen (overbalance) von RANKL gegenüber OPG (RANKL/OPG-Ratio; Abb. 3.4), sodass in der Summe das osteoklastogene das osteoblastogene System funktionell übertrifft [55]. Eine Blockade von RANKL durch ein RANK:Fc-Fusionsprotein konnte in einem Mausmodell [15, 16] die partikelinduzierten Osteolyse nicht nur verhindern, sondern eine bereits eingetretene partikelinduzierte Osteolyse signifikant bessern. Die Blockade von RANKL kann mit demselben Ergebnis auch durch OPG-Überexpression erreicht werden, was sowohl durch Ex-vivo- [27] als auch In-vivo-Gentransfer gezeigt [102] werden konnte. Hinzu kommt, dass Abriebpartikel eine direkte Hochregulation von RANK in Makrophagen induzieren [6] (Abb. 3.5). Metallische und PE-Partikel induzieren sowohl in Osteoblasten [72] als auch Fibroblasten [105] eine signifikante RANKL-Expression, was die Schnittstelle der mesenchymalen mit der monozytären Zellreihe repräsentiert (Abb. 3.4). Sowohl Fibroblasten als auch Osteo-

blasten, die aus periprothetischen Osteolysen isoliert wurden, sind als Co-Kulturzellen geeignet, die Differenzierung von Monozyten zu Osteoklasten zu induzieren und begleiten.

TNF*a*-vermittelte Osteolyse

Obwohl man RANKL lange Zeit für die Osteoklastogenese für essenziell hielt, so spricht heute vieles dafür, dass TNF*a* eine nicht minder wichtige Rolle bei der periprothetischen Osteolyse spielt [82] (Abb. 3.6). Merkel et al. [57] konnten in einem Knock-out-Mausmodell TNF*a* als essenziellen Schlüsselmediator identifizieren. Dies wurde durch ein Tiermodell von Childs et al. [15, 16] bestätigt, die zeigen konnten, dass der TNF*a*-Inhibitor, Etanercept, in der Lage ist, partikelinduzierte Osteolysen signifikant zu reduzieren. Einschränkend muss gesagt werden, dass die Tiermodelle nicht zwingend auf den Menschen übertragbar sind. Des Weiteren fokussierten einige Studien auf die intrazellulären Signaltransduktionsmechanismen im Zusammenhang mit Abriebpartikeln. Zentrale Bedeutung hatte hier der NF-*κ*B-Signalweg, der bei der Signaltransduktion sowohl nach Stimulation durch TNF*a* als auch RANKL involviert ist. Es konnte für PE- und TiAlV-Partikel gezeigt werden, dass sie eine signifikante Transaktivierung des TNF*a*-Promoters über den „NF-*κ*B pathway" induzieren und eine TNF*a*-Antwort auslösen [8, 57].

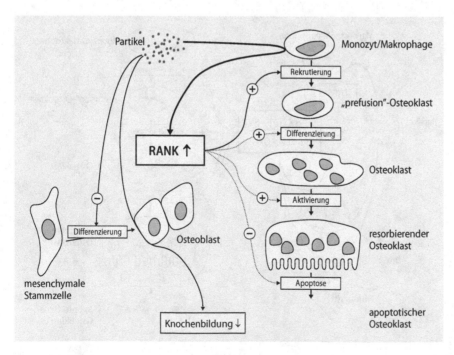

Abb. 3.5. Das Schema zeigt zum einen die suppressorischen Effekte von Abriebpartikeln auf das osteoblastogene System und zum anderen die direkte Induktion von RANK in Zellen der monozytären Zellreihe.

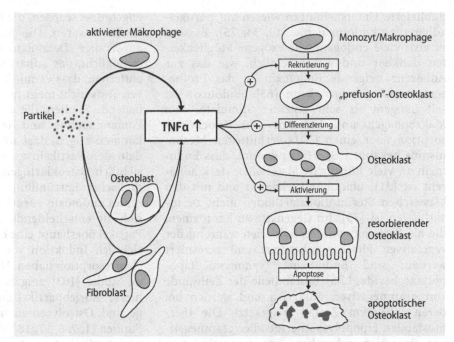

Abb. 3.6. Das Schema zeigt den TNFα-vermittelten Signalweg der partikelinduzierten periprothetischen Osteolyse.

Eine Blockade des NF-κB-Transduktionswegs führte in vitro zu einer signifikanten Abnahme der Osteoklastogenese nach Exposition gegenüber Abriebpartikeln [18]. Obwohl TNFα auch ohne RANKL eine Osteoklastogenese mit Steigerung der Knochenresorption induzieren kann [5] (Abb. 3.6), ist in vivo ein Synergismus von TNFα und RANKL umso mehr anzunehmen (Abb. 3.4), als deutlich wurde, dass TNFα in Osteoblasten die Expression von RANKL induziert [46] (Abb. 3.4). Die Arbeitsgruppe von Sabokbar konnte schließlich nachweisen, dass sowohl die Blockade des RANKL-Signaltransduktionswegs als auch die Blockade von TNFα zu einer Verringerung der Knochenresorption von etwa 80% in vitro führt [83]. Dies zeigt, dass beide Signaltransduktionswege ähnlich wichtig sind und im Falle einer therapeutischen Intervention angegangen werden müssen.

▌ Biomaterialadhärentes Endotoxin als „neue" ätiologische Entität

Die dargestellten Ergebnisse verleiteten zunächst dazu, die periprothetische Entzündungsreaktion monokausal als partikelinduziert zu interpretieren. Klinische Verlaufsergebnisse zeigen jedoch immer wieder, dass Abrieb im Einzelfall nicht mit dem Ausmaß der periprothetischen Osteolysen korreliert (Abb. 3.1 und 3.7). Jüngere, häufig

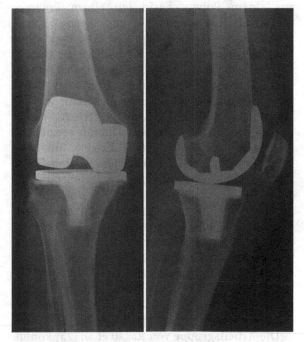

Abb. 3.7. Die Röntgenbilder des Kniegelenkes in zwei Ebenen zeigen eine Knieprothese 15 Jahre nach Implantation. Obwohl der erhebliche Abrieb des Polyethyleninlays offensichtlich ist, hat sich keine Osteolyse ausgebildet. Im Rahmen der Inlaywechsel-Operation zeigten sich Tibia- und Femurkomponente absolut stabil. Der Fall beweist, dass Abrieb nicht zwingend zu Osteolysen führen muss. Im Umkehrschluss bedeutet dies, dass andere Faktoren oder Gegebenheiten beteiligt sein müssen, die zur Ausbildung einer Osteolyse führen.

publizierte Untersuchungen wiesen auf partikel-adhärentes Endotoxin hin [10, 34, 75]. Es sind in vivo viele endogene wie exogene Möglichkeiten denkbar und wahrscheinlich, wie das zur Adhärenz neigende Endotoxin an das Prothesenmaterial gelangen kann [65]. Endotoxin ist seit Langem als sehr potenter Stimulator von Makrophagen und Induktor von Knochenresorption über einen CD14-vermittelten Mechanismus bekannt [39]. Hinzu kommt, dass Endotoxin an viele künstliche Materialien stark adhärent ist [31], ubiquitär vorkommt und mit den klassischen Sterilisationsmethoden nicht zu inaktivieren ist [75]. Im Gegensatz zu Exotoxinen, die als Proteine von den Bakterien während der vegetativen Phase synthetisiert und sezerniert werden, sind Endotoxine (synonym: Lipopolysaccharide, LPS) Bestandteile der Zellwände von gramnegativen Bakterien und werden bei deren lytischem Zerfall freigesetzt. Die thermostabilen Lipopolysaccharide aller gramnegativen Bakterien gehorchen einem gemeinsamen Bauprinzip [13, 77, 78]. Endotoxine bestehen aus einem Polysaccharid (zu einem Polymer verkettete Zuckermoleküle) und einem fettsäurehaltigen Bestandteil (Lipid A). Der hydrophobe Lipid-A-Komplex, der die biologische Hauptaktivität aufweist, ist in die äußere Membran der Bakterienzellwand eingebettet. Der Polysaccharidanteil hingegen ragt gleichsam wie ein Haar nach außen. Er wird unterteilt in die Kernregion und die Bakterienstamm-spezifische Region (O-spezifische Kette), die den äußersten Teil des Moleküls darstellt. Die O-spezifische Kette besteht aus 20–50 sich wiederholende Oligosaccharideinheiten (O-Antigen), die aus 2–8 Monosacchariden zusammengesetzt sind. Art, Verknüpfung und Reihenfolge der Zucker variieren ebenso wie die Anzahl der Wiederholungen, sodass eine enorme Vielfalt des O-spezifischen Oligosaccharids entsteht, was die Induktion einer ebenso großen Zahl von spezifischen Antikörpern zur Folge hat und die serologische Diagnostik nahezu unmöglich macht.

Die Arbeitsgruppe von Ragab et al. [75] konnte mit einem hochempfindlichen quantitativen LAL-Testsystem auf kommerziell erhältlichen Titanpartikeln erhebliche Endotoxinmengen nachweisen. Durch die Behandlung der Partikel mit Salpetersäure oder Alkohol – wie dies in vielen Arbeiten zuvor gemacht wurde – konnten diese Kontaminationen nicht beseitigt werden. Die Autoren schlossen daraus, dass in vielen vorherigen Studien biologische Effekte den Abriebpartikeln zugeordnet wurden, die in Wirklichkeit Endotoxineffekte waren. Die Autoren entwickelten eine aufwendige Dekontaminationsprozedur, die es ermöglicht, das adhärente Endotoxin so weit zu entfernen, dass es mit hochsensitiven quantitativen Tests nicht mehr nachweisbar ist. Darauf aufbauende Studien, die aufwendige Endotoxin-Dekontaminations- und Testverfahren verwendeten, konnten zeigen, dass wesentliche Effekte, die bis dato den Partikeln zugeschrieben wurden, hinsichtlich Osteoklastogenese [9, 10] und periprothetischer Entzündungsreaktion [14] auf adhärentes Endotoxin zurückzuführen sind. Nun stellt sich die entscheidende Frage, ob endotoxinfreie Partikel überhaupt eine biologische Wirkung hinsichtlich Induktion von periprothetischer Knochenresorption haben. Diesbezüglich konnten eine Studie [103] zeigen, dass auch „dekontaminierte" Abriebpartikel im Mausmodell in der Lage sind, Osteolysen zu erzeugen. Weitere jüngere Studien [1, 7, 8, 17, 18, 76] können in diesem Sinne interpretiert werden, wenngleich die biologischen Effekte der dekontaminierten Partikel im Vergleich zu den Ergebnissen früherer Studien deutlich geringer ausfallen. Von dieser Seite muss die Endotoxinhypothese zumindest teilweise als bestätigt gelten. Nalepka et al. [68] publizierten kürzlich eine erste Tissue-retrieval-Studie in Bezug auf adhärentes Endotoxin und aseptische Prothesenlockerung. Wenngleich die Fallzahl klein ist und auch methodische Einwände zu machen sind, so zeigt die Studie grundsätzlich, dass in einigen Fällen im periprothetischen Gewebe Endotoxin nachweisbar ist und eine klinische Relevanz vermutet werden kann.

▮ Hypersensitivität gegenüber Prothesenmaterialien

Aus der Dermatologie ist hinreichend bekannt, dass Metallverbindungen, die Nickel, Kobalt oder Chrom enthalten, häufig Kontaktallergien auslösen [56, 95]. In seltenen Fällen konnten auch lokalisierte und generalisierte Hautreaktionen in Form von Ekzemen oder Urtikaria auf die Implantation einer Endoprothese zurückgeführt werden [98]. Es liegt daher der Schluss nahe, dass Endoprothesen, die immer großflächigen Gewebekontakt haben, ebenfalls allergische Reaktionen auslösen und eine bedeutende Rolle bei periprothetischen Osteolysen spielen. Für die Mehrzahl der Fälle scheint diese Theorie jedoch nicht zuzutreffen, zumindest wurde bisher kein signifikanter Zusammenhang zwischen einer Metallallergie und Prothesenlockerungen gefunden [58, 59, 88]. Nicht zuletzt wegen der haftungsrechtlichen Problematik ist das Thema der Implantatallergie kontrovers und brisant. Im angloamerikanischen Sprachraum wurde eine Implantatallergie als Lockerungsursache lange Zeit als nicht existent betrachtet. In zwei aktuellen, häufig publizierten Studien wurde erstmals eine besondere Reaktionsweise der periprothetischen Membran beschrieben, die nur bei Metall-Metall-Gleitpaarungen auftritt [20, 107]. Charakteristisch hierfür sind perivaskuläre Aggregate von Lymphozyten und Plasmazellen in den tieferen Schichten der Lockerungsmembran sowie Makrophagen mit tropfenförmigen Einschlüssen, eosinophile Granulozyten, „high endothelial venules", Fibrinexsudate und Nekrosen. In Lockerungsmembranen von Metall-PE- und Metall-Keramik-Gleitpaarungen trat dieses histologische Bild nicht auf. Darüber hinaus wurde beobachtet, dass periprothetische Schmerzen mit dem Ersatz einer Metall-Metall- durch eine andere Gleitpaarung erfolgreich behandelt wurden, während die Revision mittels erneuter Metall-Metall-Gleitpaarung nicht gelang. Diese Befunde sprechen dafür, dass hier eine Hypersensitivitätsreaktion vorliegt, die über die bloße Abwehr von Fremdkörperpartikeln hinausgeht.

Schlussfolgerung

Die Endoprothetik gehört zu den erfolgreichsten Operationen überhaupt. Ein pathogenetischer Prozess, der meist über Ausbildung von periprothetischen Osteolysen zur Prothesenlockerung führt, ist für die limitierten Langzeitergebnisse verantwortlich. Es ist intensiven Forschungsanstrengungen zu verdanken, dass Ätiologie und Pathogenese der periprothetischen Osteolyse bis in den subzellulären Bereich hinein aufgedeckt wurden. Abriebpartikel und deren biologische Wirkungen spielen noch immer die größte Rolle bei der periprothetischen Osteolyse, sodass das Ziel der Abriebminimierung von herausragender Bedeutung ist, um die Langzeitergebnisse der Endoprothetik weiter zu verbessern. Ob man aber wirklich bereits von einem „Conquest of a Worldwide Human Disease" – wie es kürzlich William Harris [36] formulierte – reden kann, ist angesichts der Vielfalt von ätiologischen Faktoren, die zu einer periprothetischen Osteolyse führen oder beitragen können, zumindest kritisch zu hinterfragen. Viele klinische Verläufe sind monokausal nicht plausibel zu erklären, insbesondere wenn auf die Frage des Abriebs reduziert wird (Abb. 3.1 und 3.7). Neue ätiologische Entitäten wie „biomaterialadhärentes Endotoxin" oder „Hypersensitiviät" gelten heute als bewiesen, wobei über deren tatsächliche Inzidenz noch keine Klarheit besteht. In früheren Jahren wurde immer eine bestimmte Theorie für die Entwicklung einer periprothetischen Osteolyse favorisiert, doch ist heute offensichtlich, dass es sich um einen multifaktoriellen Prozess handelt, wobei alle ätiologischen Entitäten im Einzelfall beliebig kombiniert auftreten können. Die klassischen Faktoren wie Primärstabilität, chirurgische Qualität, Operationstechnik und Prothesendesign spielen nach wie vor eine große Rolle. Die Bedeutung des Low-grade-Infektion wird unterschätzt, während die der partikelinduzierten Osteolyse tendenziell überschätzt wird. Für die Therapie und Prävention der periprothetischen Osteolyse bedeutet dies, dass die multifaktoriellen Gesichtspunkte bedacht werden müssen.

▌ Literatur

1. Abbas S, Clohisy JC, bu-Amer Y (2003) Mitogen-activated protein (MAP) kinases mediate PMMA-induction of osteoclasts. J Orthop Res 21:1041–1048
2. Aspenberg P, Anttila A, Konttinen YT, Lappalainen R, Goodman SB, Nordsletten L, Santavirta S (1996) Benign response to particles of diamond and SiC: bone chamber studies of new joint replacement coating materials in rabbits. Biomaterials 17:807–812
3. Aspenberg P, Van der Vis H (1998) Fluid pressure may cause periprosthetic osteolysis. Particles are not the only thing. Acta Orthop Scand 69:1–4
4. August AC, Aldam CH, Pynsent PB (1986) The McKee-Farrar hip arthroplasty. A long-term study. J Bone Joint Surg Br 68:520–527
5. Azuma Y, Kaji K, Katogi R, Takeshita S, Kudo A (2000) Tumor necrosis factor-alpha induces differentiation of and bone resorption by osteoclasts. J Biol Chem 275:4858–4864
6. Baumann B, Rader CP, Seufert J, Noth U, Rolf O, Eulert J, Jakob F (2004) Effects of polyethylene and TiAlV wear particles on expression of RANK, RANKL and OPG mRNA. Acta Orthop Scand 75:295–302
7. Baumann B, Rolf O, Jakob F, Goebel S, Sterner T, Eulert J, Rader CP (2006) Synergistic effects of

mixed TiAlV and polyethylene wear particles on TNFalpha response in THP-1 macrophages. Biomed Tech (Berl) 51:360–366

8. Baumann B, Seufert J, Jakob F, Noth U, Rolf O, Eulert J, Rader CP (2005) Activation of NF-kappaB signalling and TNFalpha-expression in THP-1 macrophages by TiAlV- and polyethylene-wear particles. J Orthop Res 23:1241–1248

9. Bi Y, Collier TO, Goldberg VM, Anderson JM, Greenfield EM (2002) Adherent endotoxin mediates biological responses of titanium particles without stimulating their phagocytosis. J Orthop Res 20:696–703

10. Bi Y, Seabold JM, Kaar SG, Ragab AA, Goldberg VM, Anderson JM, Greenfield EM (2001) Adherent endotoxin on orthopedic wear particles stimulates cytokine production and osteoclast differentiation. J Bone Miner Res 16:2082–2091

11. Bi Y, Van De Motter RR, Ragab AA, Goldberg VM, Anderson JM, Greenfield EM (2001) Titanium particles stimulate bone resorption by inducing differentiation of murine osteoclasts. J Bone Joint Surg Am 83-A:501–508

12. Boyle WJ, Simonet WS, Lacey DL (2003) Osteoclast differentiation and activation. Nature 423:337–342

13. Brade H, Brade L, Schade U, Zahringer U, Holst O, Kuhn HM, Rozalski A, Rohrscheidt E, Rietschel ET (1988) Structure, endotoxicity, immunogenicity and antigenicity of bacterial lipopolysaccharides (endotoxins, O-antigens). Prog Clin Biol Res 272:17–45

14. Brooks RA, Wimhurst JA, Rushton N (2002) Endotoxin contamination of particles produces misleading inflammatory cytokine responses from macrophages in vitro. J Bone Joint Surg Br 84:295–299

15. Childs LM, Goater JJ, O'Keefe RJ, Schwarz EM (2001) Effect of anti-tumor necrosis factor-alpha gene therapy on wear debris-induced osteolysis. J Bone Joint Surg Am 83-A:1789–1797

16. Childs LM, Goater JJ, O'Keefe RJ, Schwarz EM (2001) Efficacy of etanercept for wear debris-induced osteolysis. J Bone Miner Res 16:338–347

17. Clohisy JC, Frazier E, Hirayama T, bu-Amer Y (2003) RANKL is an essential cytokine mediator of polymethylmethacrylate particle-induced osteoclastogenesis. J Orthop Res 21:202–212

18. Clohisy JC, Hirayama T, Frazier E, Han SK, bu-Amer Y (2004) NF-κB signaling blockade abolishes implant particle-induced osteoclastogenesis. J Orthop Res 22:13–20

19. Crotti TN, Smith MD, Findlay DM, Zreiqat H, Ahern MJ, Weedon H, Hatzinikolous G, Capone M, Holding C, Haynes DR (2004) Factors regulating osteoclast formation in human tissues adjacent to peri-implant bone loss: expression of receptor activator NFkappaB, RANK ligand and osteoprotegerin. Biomaterials 25:565–573

20. Davies AP, Willert HG, Campbell PA, Learmonth ID, Case CP (2005) An unusual lymphocytic perivascular infiltration in tissues around contemporary metal-on-metal joint replacements. J Bone Joint Surg Am 87:18–27

21. Doorn PF, Campbell PA, Amstutz HC (1996) Metal versus polyethylene wear particles in total hip replacements. A review. Clin Orthop Relat Res S 206–S216

22. Engh CA, Bobyn JD (1988) The influence of stem size and extent of porous coating on femoral bone resorption after primary cementless hip arthroplasty. Clin Orthop Relat Res 7–28

23. Gehrke T, Sers C, Morawietz L, Fernahl G, Neidel J, Frommelt L, Krenn V (2003) Receptor activator of nuclear factor kappaB ligand is expressed in resident and inflammatory cells in aseptic and septic prosthesis loosening. Scand J Rheumatol 32:287–294

24. Gelb H, Schumacher HR, Cuckler J, Ducheyne P, Baker DG (1994) In vivo inflammatory response to polymethylmethacrylate particulate debris: effect of size, morphology, and surface area. J Orthop Res 12:83–92

25. Glant TT, Jacobs JJ (1994) Response of three murine macrophage populations to particulate debris: bone resorption in organ cultures. J Orthop Res 12:720–731

26. Glant TT, Jacobs JJ, Molnar G, Shanbhag AS, Valyon M, Galante JO (1993) Bone resorption activity of particulate-stimulated macrophages. J Bone Miner Res 8:1071–1079

27. Goater JJ, O'Keefe RJ, Rosier RN, Puzas JE, Schwarz EM (2002) Efficacy of ex vivo OPG gene therapy in preventing wear debris induced osteolysis. J Orthop Res 20:169–173

28. Goodman SB, Davidson JA, Fornasier VL (1993) Histological reaction to titanium alloy and hydroxyapatite particles in the rabbit tibia. Biomaterials 14:723–728

29. Goodman SB, Davidson JA, Song Y, Martial N, Fornasier VL (1996) Histomorphological reaction of bone to different concentrations of phagocytosable particles of high-density polyethylene and Ti-6Al-4V alloy in vivo. Biomaterials 17:1943–1947

30. Goodman SB, Lind M, Song Y, Smith RL (1998) In vitro, in vivo, and tissue retrieval studies on particulate debris. Clin Orthop Relat Res 25–34

31. Gorbet MB, Sefton MV (2005) Endotoxin: the uninvited guest. Biomaterials 26:6811–6817

32. Green TR, Fisher J, Stone M, Wroblewski BM, Ingham E (1998) Polyethylene particles of a ‚critical size‘ are necessary for the induction of cytokines by macrophages in vitro. Biomaterials 19:2297–2302

33. Greenfield EM, Bi Y, Miyauchi A (1999) Regulation of osteoclast activity. Life Sci 65:1087–1102

34. Greenfield EM, Bi Y, Ragab AA, Goldberg VM, Nalepka JL, Seabold JM (2005) Does endotoxin contribute to aseptic loosening of orthopedic implants? J Biomed Mater Res B Appl Biomater 72:179–185

35. Greenfield EM, Bi Y, Ragab AA, Goldberg VM, Van De Motter RR (2002) The role of osteoclast differentiation in aseptic loosening. J Orthop Res 20:1–8

36. Harris WH (2004) Conquest of a worldwide human disease: particle-induced periprosthetic osteolysis. Clin Orthop Relat Res 39–42

37. Harris WH (1995) The problem is osteolysis. Clin Orthop Relat Res 46–53

38. Harris WH, Schiller AL, Scholler JM, Freiberg RA, Scott R (1976) Extensive localized bone resorption in the femur following total hip replacement. J Bone Joint Surg Am 58:612–618

39. Hausmann E, Raisz LG, Miller WA (1970) Endotoxin: stimulation of bone resorption in tissue culture. Science 168:862–864

40. Haynes DR, Boyle SJ, Rogers SD, Howie DW, Vernon-Roberts B (1998) Variation in cytokines induced by particles from different prosthetic materials. Clin Orthop Relat Res 223–230

41. Haynes DR, Crotti TN, Potter AE, Loric M, Atkins GJ, Howie DW, Findlay DM (2001) The osteoclastogenic molecules RANKL and RANK are associated with periprosthetic osteolysis. J Bone Joint Surg Br 83:902–911

42. Haynes DR, Hay SJ, Rogers SD, Ohta S, Howie DW, Graves SE (1997) Regulation of bone cells by particle-activated mononuclear phagocytes. J Bone Joint Surg Br 79:988–994

43. Haynes DR, Rogers SD, Hay S, Pearcy MJ, Howie DW (1993) The differences in toxicity and release of bone-resorbing mediators induced by titanium and cobalt-chromium-alloy wear particles. J Bone Joint Surg Am 75:825–834

44. Herberts P, Malchau H (2000) Long-term registration has improved the quality of hip replacement: a review of the Swedish THR Register comparing 160 000 cases. Acta Orthop Scand 71:111–121

45. Hofbauer LC (2006) Pathophysiology of RANK ligand (RANKL) and osteoprotegerin (OPG). Ann Endocrinol (Paris) 67:139–141

46. Hofbauer LC, Lacey DL, Dunstan CR, Spelsberg TC, Riggs BL, Khosla S (1999) Interleukin-1beta and tumor necrosis factor-alpha, but not interleukin-6, stimulate osteoprotegerin ligand gene expression in human osteoblastic cells. Bone 25:255–259

47. Hohr D, Steinfartz Y, Schins RP, Knaapen AM, Martra G, Fubini B, Borm PJ (2002) The surface area rather than the surface coating determines the acute inflammatory response after instillation of fine and ultrafine TiO2 in the rat. Int J Hyg Environ Health 205:239–244

48. Horiki M, Nakase T, Myoui A, Sugano N, Nishii T, Tomita T, Miyaji T, Yoshikawa H (2004) Localization of RANKL in osteolytic tissue around a loosened joint prosthesis. J Bone Miner Metab 22:346–351

49. Howie DW, Vernon-Roberts B, Oakeshott R, Manthey B (1988) A rat model of resorption of bone at the cement-bone interface in the presence of polyethylene wear particles. J Bone Joint Surg Am 70:257–263

50. Ingham E, Fisher J (2005) The role of macrophages in osteolysis of total joint replacement. Biomaterials 26:1271–1286

51. Kahn AJ, Stewart CC, Teitelbaum SL (1978) Contact-mediated bone resorption by human monocytes in vitro. Science 199:988–990

52. Krimmer V, Merkert H, von EC, Frosch M, Eulert J, Lohr JF, Hacker J, Ziebuhr W (1999) Detection of Staphylococcus aureus and Staphylococcus epidermidis in clinical samples by 16S rRNA-directed in situ hybridization. J Clin Microbiol 37:2667–2673

53. Lau YS, Wang W, Sabokbar A, Simpson H, Nair S, Henderson B, Berendt A, Athanasou NA (2006) Staphylococcus aureus capsular material promotes osteoclast formation. Injury 37(Suppl 2):S41–S48

54. Lohmann CH, Schwartz Z, Koster G, Jahn U, Buchhorn GH, MacDougall MJ, Casasola D, Liu Y, Sylvia VL, Dean DD, Boyan BD (2000) Phagocytosis of wear debris by osteoblasts affects differentiation and local factor production in a manner dependent on particle composition. Biomaterials 21:551–561

55. Mandelin J, Li TF, Liljestrom M, Kroon ME, Hanemaaijer R, Santavirta S, Konttinen YT (2003) Imbalance of RANKL/RANK/OPG system in interface tissue in loosening of total hip replacement. J Bone Joint Surg Br 85:1196–1201

56. McFadden JP, Basketter DA (2000) Contact allergy, irritancy and ‚danger'. Contact Dermatitis 42:123–127

57. Merkel KD, Erdmann JM, McHugh KP, bu-Amer Y, Ross FP, Teitelbaum SL (1999) Tumor necrosis factor-alpha mediates orthopedic implant osteolysis. Am J Pathol 154:203–210

58. Milavec-Puretic V (2004) Allergy to endoprostheses. Arh Hig Rada Toksikol 55:193–196

59. Milavec-Puretic V, Orlic D, Marusic A (1998) Sensitivity to metals in 40 patients with failed hip endoprosthesis. Arch Orthop Trauma Surg 117:383–386

60. Moore RM Jr, Hamburger S, Jeng LL, Hamilton PM (1991) Orthopedic implant devices: prevalence and sociodemographic findings from the 1988 National Health Interview Survey. J Appl Biomater 2:127–131

61. Morawietz L, Friederich M, Frommelt L, Gehrke T, Bosio A, Classen RA, Gerstmayer B, Krenn V (2003) Differential gene expression in the wear particle induced and infectious periprosthetic membrane of loosened knee-endoprostheses. Verh Dtsch Ges Pathol 87:204–214

62. Morawietz L, Gehrke T, Classen RA, Barden B, Otto M, Hansen T, Aigner T, Stiehl P, Neidel J, Schroder JH, Frommelt L, Schubert T, Meyer-Scholten C, Konig A, Strobel P, Rader C, Kirschner S, Lintner F, Ruther W, Skwara A, Bos I, Kriegsmann J, Krenn V (2004) Proposal for the classification of the periprosthetic membrane from loosened hip and knee endoprostheses. Pathologe 25:375–384

63. Mundy CR, Altman AJ, Gondek MD, Bandelin JG (1977) Direct resorption of bone by human monocytes. Science 196:1109–1111

64. Murray DW, Rushton N (1990) Macrophages stimulate bone resorption when they phagocytose particles. J Bone Joint Surg Br 72:988–992

65. Nair SP, Meghji S, Wilson M, Reddi K, White P, Henderson B (1996) Bacterially induced bone de-

struction: mechanisms and misconceptions. Infect Immun 64:2371–2380

66. Nakashima Y, Sun DH, Trindade MC, Chun LE, Song Y, Goodman SB, Schurman DJ, Maloney WJ, Smith RL (1999) Induction of macrophage C-C chemokine expression by titanium alloy and bone cement particles. J Bone Joint Surg Br 81:155–162

67. Nakashima Y, Sun DH, Trindade MC, Maloney WJ, Goodman SB, Schurman DJ, Smith RL (1999) Signaling pathways for tumor necrosis factor-alpha and interleukin-6 expression in human macrophages exposed to titanium-alloy particulate debris in vitro. J Bone Joint Surg Am 81:603–615

68. Nalepka JL, Lee MJ, Kraay MJ, Marcus RE, Goldberg VM, Chen X, Greenfield EM (2006) Lipopolysaccharide found in aseptic loosening of patients with inflammatory arthritis. Clin Orthop Relat Res 451:229–235

69. Neut D, van H Jr, van Kooten TG, van der Mei HC, Busscher HJ (2003) Detection of biomaterial-associated infections in orthopaedic joint implants. Clin Orthop Relat Res 261–268

70. Panousis K, Grigoris P, Butcher I, Rana B, Reilly JH, Hamblen DL (2005) Poor predictive value of broad-range PCR for the detection of arthroplasty infection in 92 cases. Acta Orthop 76:341–346

71. Peersman G, Laskin R, Davis J, Peterson M (2001) Infection in total knee replacement: a retrospective review of 6489 total knee replacements. Clin Orthop Relat Res 15–23

72. Pioletti DP, Kottelat A (2004) The influence of wear particles in the expression of osteoclastogenesis factors by osteoblasts. Biomaterials 25:5803–5808

73. Pioletti DP, Takei H, Kwon SY, Wood D, Sung KL (1999) The cytotoxic effect of titanium particles phagocytosed by osteoblasts. J Biomed Mater Res 46:399–407

74. Rader CP, Sterner T, Jakob F, Schutze N, Eulert J (1999) Cytokine response of human macrophage-like cells after contact with polyethylene and pure titanium particles. J Arthroplasty 14:840–848

75. Ragab AA, Van De MR, Lavish SA, Goldberg VM, Ninomiya JT, Carlin CR, Greenfield EM (1999) Measurement and removal of adherent endotoxin from titanium particles and implant surfaces. J Orthop Res 17:803–809

76. Ren W, Li XH, Chen BD, Wooley PH (2004) Erythromycin inhibits wear debris-induced osteoclastogenesis by modulation of murine macrophage NF-kappaB activity. J Orthop Res 22:21–29

77. Rietschel ET, Brade H, Holst O, Brade L, Muller-Loennies S, Mamat U, Zahringer U, Beckmann F, Seydel U, Brandenburg K, Ulmer AJ, Mattern T, Heine H, Schletter J, Loppnow H, Schonbeck U, Flad HD, Hauschildt S, Schade UF, Di PF, Kusumoto S, Schumann RR (1996) Bacterial endotoxin: Chemical constitution, biological recognition, host response, and immunological detoxification. Curr Top Microbiol Immunol 216:39–81

78. Rietschel ET, Schlaak M (1993) After 100 years: bacterial endotoxins. Immun Infekt 21:25

79. Robertsson O, Knutson K, Lewold S, Lidgren L (2001) The Swedish Knee Arthroplasty Register 1975–1997: an update with special emphasis on 41 223 knees operated on in 1988–1997. Acta Orthop Scand 72:503–513

80. Ryd L, Linder L (1989) On the correlation between micromotion and histology of the bone-cement interface. Report of three cases of knee arthroplasty followed by roentgen stereophotogrammetric analysis. J Arthroplasty 4:303–309

81. Sabokbar A, Fujikawa Y, Neale S, Murray DW, Athanasou NA (1997) Human arthroplasty derived macrophages differentiate into osteoclastic bone resorbing cells. Ann Rheum Dis 56:414–420

82. Sabokbar A, Itonaga I, Sun SG, Kudo O, Athanasou NA (2005) Arthroplasty membrane-derived fibroblasts directly induce osteoclast formation and osteolysis in aseptic loosening. J Orthop Res 23:511–519

83. Sabokbar A, Kudo O, Athanasou NA (2003) Two distinct cellular mechanisms of osteoclast formation and bone resorption in periprosthetic osteolysis. J Orthop Res 21:73–80

84. Sabokbar A, Pandey R, Athanasou NA (2003) The effect of particle size and electrical charge on macrophage-osteoclast differentiation and bone resorption. J Mater Sci Mater Med 14:731–738

85. Sacomen D, Smith RL, Song Y, Fornasier V, Goodman SB (1998) Effects of polyethylene particles on tissue surrounding knee arthroplasties in rabbits. J Biomed Mater Res 43:123–130

86. Schmalzried TP, Jasty M, Harris WH (1992) Periprosthetic bone loss in total hip arthroplasty. Polyethylene wear debris and the concept of the effective joint space. J Bone Joint Surg Am 74:849–863

87. Sethi RK, Neavyn MJ, Rubash HE, Shanbhag AS (2003) Macrophage response to cross-linked and conventional UHMWPE. Biomaterials 24:2561–2573

88. Shahrdar C, Campbell P, Mirra J, Dorr LD (2006) Painful metal-on-metal total hip arthroplasty. J Arthroplasty 21:289–293

89. Shanbhag AS, Jacobs JJ, Black J, Galante JO, Glant TT (1994) Macrophage/particle interactions: effect of size, composition and surface area. J Biomed Mater Res 28:81–90

90. Shanbhag AS, Jacobs JJ, Glant TT, Gilbert JL, Black J, Galante JO (1994) Composition and morphology of wear debris in failed uncemented total hip replacement. J Bone Joint Surg Br 76:60–67

91. Soloviev A, Schwarz EM, Darowish M, O'Keefe RJ (2005) Sphingomyelinase mediates macrophage activation by titanium particles independent of phagocytosis: a role for free radicals, NFkappaB, and TNFalpha. J Orthop Res 23:1258–1265

92. Spangehl MJ, Masri BA, O'Connell JX, Duncan CP (1999) Prospective analysis of preoperative and intraoperative investigations for the diagnosis of infection at the sites of two hundred and two revision total hip arthroplasties. J Bone Joint Surg Am 81:672–683

93. Spangehl MJ, Younger AS, Masri BA, Duncan CP (1998) Diagnosis of infection following total hip arthroplasty. Instr Course Lect 47:285–295

94. Stoodley P, Kathju S, Hu FZ, Erdos G, Levenson JE, Mehta N, Dice B, Johnson S, Hall-Stoodley L, Nistico L, Sotereanos N, Sewecke J, Post JC, Ehrlich GD (2005) Molecular and imaging techniques for bacterial biofilms in joint arthroplasty infections. Clin Orthop Relat Res 31–40

95. Streit M, Braathen LR (2001) Contact dermatitis: clinics and pathology. Acta Odontol Scand 59:309–314

96. Takagi M, Konttinen YT, Kemppinen P, Sorsa T, Tschesche H, Blaser J, Suda A, Santavirta S (1995) Tissue inhibitor of metalloproteinase 1, collagenolytic and gelatinolytic activity in loose hip endoprostheses. J Rheumatol 22:2285–2290

97. Teitelbaum SL, Stewart CC, Kahn AJ (1979) Rodent peritoneal macrophages as bone resorbing cells. Calcif Tissue Int 27:255–261

98. Thomas P (2003) Allergic reactions to implant materials. Orthopäde 32:60–64

99. Trampuz A, Osmon DR, Hanssen AD, Steckelberg JM, Patel R (2003) Molecular and antibiofilm approaches to prosthetic joint infection. Clin Orthop Relat Res 69–88

100. Trampuz A, Piper KE, Hanssen AD, Osmon DR, Cockerill FR, Steckelberg JM, Patel R (2006) Sonication of explanted prosthetic components in bags for diagnosis of prosthetic joint infection is associated with risk of contamination. J Clin Microbiol 44:628–631

101. Trampuz A, Widmer AF (2006) Infections associated with orthopedic implants. Curr Opin Infect Dis 19:349–356

102. Ulrich-Vinther M, Carmody EE, Goater JJ, balle S, O'Keefe RJ, Schwarz EM (2002) Recombinant adeno-associated virus-mediated osteoprotegerin gene therapy inhibits wear debris-induced osteolysis. J Bone Joint Surg Am 84-A:1405–1412

103. von Knoch M, Jewison DE, Sibonga JD, Sprecher C, Morrey BF, Loer F, Berry DJ, Scully SP (2004) The effectiveness of polyethylene versus titanium particles in inducing osteolysis in vivo. J Orthop Res 22:237–243

104. Wang W, Ferguson DJ, Quinn JM, Simpson AH, Athanasou NA (1997) Biomaterial particle phagocytosis by bone-resorbing osteoclasts. J Bone Joint Surg Br 79:849–856

105. Wei X, Zhang X, Zuscik MJ, Drissi MH, Schwarz EM, O'Keefe RJ (2005) Fibroblasts express RANKL and support osteoclastogenesis in a COX-2-dependent manner after stimulation with titanium particles. J Bone Miner Res 20:1136–1148

106. Willert HG (1977) Reactions of the articular capsule to wear products of artificial joint prostheses. J Biomed Mater Res 11:157–164

107. Willert HG, Buchhorn GH, Fayyazi A, Flury R, Windler M, Koster G, Lohmann CH (2005) Metal-on-metal bearings and hypersensitivity in patients with artificial hip joints. A clinical and histomorphological study. J Bone Joint Surg Am 87:28–36

108. Yagil-Kelmer E, Kazmier P, Rahaman MN, Bal BS, Tessman RK, Estes DM (2004) Comparison of the response of primary human blood monocytes and the U937 human monocytic cell line to two different sizes of alumina ceramic particles. J Orthop Res 22:832–838

109. Yang SY, Ren W, Park Y, Sieving A, Hsu S, Nasser S, Wooley PH (2002) Diverse cellular and apoptotic responses to variant shapes of UHMWPE particles in a murine model of inflammation. Biomaterials 23:3535–3543

110. Ziebuhr W, Krimmer V, Rachid S, Lossner I, Gotz F, Hacker J (1999) A novel mechanism of phase variation of virulence in Staphylococcus epidermidis: evidence for control of the polysaccharide intercellular adhesin synthesis by alternating insertion and excision of the insertion sequence element IS256. Mol Microbiol 32:345–356

111. Ziebuhr W, Loessner I, Krimmer V, Hacker J (2001) Methods to detect and analyze phenotypic variation in biofilm-forming Staphylococci. Methods Enzymol 336:195–205

Biomechanische Einflüsse auf die Veränderung der periprothetischen Knochendichte

F. Layher, A. Roth

Die stabile knöcherne Integration von zementfrei implantierten Endoprothesen ist die Grundvoraussetzung für gute Langzeitergebnisse. Die Verankerung zementfreier Endoprothesen erfolgt entweder über eine exakte Passform zwischen Implantat und Implantatlager (form-fit) oder durch das Einbringen eines steiferen Körpers (Implantat) in einen geringfügig unterdimensionierten elastischen Körper (Knochen) (press-fit) [27]. Das Hauptproblem einer andauernden und zuverlässigen Fixation einer Endoprothese liegt dabei in der Kraftverteilung zwischen Knochen und Implantat [26]. Qualitative und quantitative Änderungen der Belastung infolge des künstlichen Gelenkersatzes haben eine Umordnung der Knochenstrukturen zur Folge. Veränderte biomechanische Bedingungen führen nach dem Transformationsgesetz [43] von Julius Wolff (1884) zu einem Knochenumbau, wonach der Knochen atrophiert in Zonen mit geringerer und hypertrophiert in Zonen mit erhöhter Zug- und Druckbelastung. Nach Pauwels wird von der sog. funktionellen Anpassung des Knochens gesprochen; dieser reagiert auf die aktuelle Beanspruchung wie ein Regelsystem [19].

Jede Endoprothesenimplantation führt zu einer Änderung des mechanischen Belastungsreizes im knöchernen Gewebe, das die Prothese umgibt. Durch Störung des physiologischen Kraftflusses nach der Implantation einer Hüfttotalendoprothese werden im periprothetischen Knochen des Femurs und des Azetabulums Umbauprozesse induziert.

Prothesenstiele

Durch die Implantation des Prothesenstiels wird die Krafteinleitung am Femur nach distal verlagert, wodurch es proximal zu einem Knochenabbau [12] und bei Überbelastung zu einer distalen Hypertrophie des Femurs kommt. Proximaler Knochenabbau und distale Hypertrophie werden als Stress-shielding [6] bezeichnet.

Dieses Phänomen ist radiologisch [34], aber auch densitometrisch [28] nachweisbar. Es tritt im Rahmen der Einheilung der Prothese auf und kann als ein Zeichen der Remodelling-Prozesse parallel zur Sekundärstabilität betrachtet werden. Es soll aber möglichst vermieden oder eingeschränkt werden, denn unverändert tragfähiger Knochen gilt als Voraussetzung für eine gute Langzeitprognose von Hüftendoprothesen. Daher ist die Verlagerung der Krafteinleitung nach proximal (metaphysäre Verankerung) ein wesentliches Ziel bei der Konstruktion zementfreier Hüftprothesenstiele.

Ein starker periprothetischer Knochendichteverlust findet innerhalb der ersten 3 Monate nach Implantation einer Hüftendoprothese statt [39]. Dieser rasche Verlust an Knochendichte ist auch Folge der initialen operativen Irritationen und Immobilisation [13]. Er wird außerdem durch den veränderten Kraftfluss [14] mit stress-shielding sowie Ent- und Minderbelastung der operierten Extremität [6, 16, 36] verursacht.

Besonders auffällig ist die erhebliche Abnahme der Knochendichte im proximalen Teil des Femurs in der Region des Calcar femoris, wie sie bei zahlreichen Prothesentypen beschrieben wurde. Dabei sind sowohl die kortikalen wie auch die spongiösen Knochenstrukturen betroffen [28]. Nach dem initialen Remodelling-Prozess, der 12 Monate [2] bis ca. 2 Jahre [37] andauert, ist dann kein relevanter Knochendichteverlust mehr festzustellen und es stellt sich ein sog. Steady state der Knochendichte ein.

Unterschiedliche Reaktionen von verschiedenen Prothesentypen in Bezug auf den Knochenabbau resultieren aus der gewählten Legierung [5, 6], der Größe und dem Durchmesser [11], den unterschiedlichen Oberflächenstrukturen und Beschichtungen [23–25], dem Prothesendesign [32] und der Prothesenquerschnittform. Das Material und die Dimension beeinflussen in entscheidendem Maße die Elastizität bzw. Steifigkeit des Prothesenstiels und somit die Änderung der periprothetischen Knochendichte [11, 14, 41].

Im Gegensatz zu den steiferen Kobalt-Chrom-Legierungen führen die weniger steifen Titanlegierungen zu einer gleichmäßigeren Übertragung der Kraft und einem geringeren Knochenverlust in Form des Stress-shieldings. Das Verformungsvermögen wird außer durch die Legierung aber auch durch die Größe der Prothese beeinflusst. Prothesen mit einem großen Durchmesser haben eine höhere Steifigkeit und bewirken daher eine vermehrte Resorption des periprothetischen Knochens [7]. Seitens des Knochens führt eine verminderte Steifigkeit zu ausgeprägten Reaktionen des Knochens. Sie äußert sich in einem niedrigeren Kortikalis-Markraum-Index (Barnett-Nordin-Index [3]) als Zeichen einer dünneren Kortikalis im Verhältnis zu einem weiteren Markraum. Weite Markräume erfordern zudem aber Prothesen mit einem größeren Durchmesser und somit höherer Implantatsteifigkeit. Insbesondere bei diesen Konstellationen ist häufiger mit der Entwicklung eines Stress-shieldings zu rechnen.

Kürzere Prothesen und Prothesen mit einer proximalen Beschichtung wurden entwickelt, um die Krafteinleitung nach proximal zu verlagern. Bei komplett beschichteten oder mit Mikroprofilierung versehenen Prothesen mit längerem Stiel erfolgt hingegen die Krafteinleitung vorwiegend an der Prothesenspitze und führt hier zu einer Hypertrophie des Knochens. Wird hingegen bei kürzeren Beschichtungen die proximale Kortikalis durch engen Verbund mit der Prothese entlastet, so begünstigt dies die Atrophie des Knochens in diesem Bereich.

Prothesenpfannen

Für die feste Verankerung einer künstlichen, zementfrei implantierten Hüftpfanne über einen möglichst langen Zeitraum gelten die gleichen Prämissen wie für die zementfreien Prothesenstiele: Gewährleistung einer zunächst sicheren Primärstabilität der Implantatkomponente sowie im weiteren zeitlichen Verlauf Erzielung einer Sekundärstabilität infolge Osteointegration zwischen Implantatlager und Implantatoberfläche.

Bei zementfreien Pfannenimplantaten, die nach dem „Druckknopfprinzip" mit Übermaß in das etwas kleiner gefräste hemisphärische Pfannenlager eingebracht werden (press-fit), wird eine zuverlässige primäre Stabilität gewährleistet [26]. Die Hauptlastübertragung erfolgt hierbei äquatorial [1], was zu einer Entlastung des zentralen Azetabulums über dem Pfannenpol führt. In Abhängigkeit der Form einer künstlichen Pfanne (z. B. hemisphärisch, abgeflacht am Pfannenpol, elliptisch) bestehen Unterschiede in den Kontaktflächen zwischen Pfannenoberfläche und gefrästem Azetabulum sowie der azetabulären Gelenkfläche im natürlichen Gelenk. Dieser Bereich nimmt bei steigender Last zu, wobei der druckübertragende Kontakt vom Äquator zum Pol ausgeweitet wird [42]. Wie im natürlichen Azetabulum verteilt sich die Last durch die Press-fit-Verankerung überwiegend im kortikalen Ring, während der subchondrale Knochen einer geringeren, überwiegend meridianen Zugspannung ausgesetzt ist [27]. Die mechanische Spannung ist hier mit ca. 15–20 MPa in etwa 50-mal höher als im trabekulären Knochen [9]. Die Zugspannung nimmt nach Implantation im azetabulären Rand gegenüber dem natürlichen Gelenk um bis zur Hälfte ab, während die Druckspannung um ca. 1/4 ansteigt [22]. Allerdings wird infolge des Auffräsens des Implantatlagers und dem damit verbundenen Verlust an kortikalem Knochen der Transfer der Hauptlast durch die kortikale Schale im superior-azetabulärem Rand gestört.

Die folgende Osteointegration des Implantats (Sekundärstabilität) wird begleitet durch einen knöchernen Remodelling-Prozess im tiefer gelegenen Implantatlager, dessen Auslöser veränderte mechanische Belastungsreize darstellen. Das Spannungsverhalten porös-beschichteter Implantate ändert sich im Verlauf des Einwachsens [33]. Anfänglich findet eine Distraktion zwischen Pfanne und umgebendem Knochen statt und es treten Druckspannungen im superioren Dom des spongiösen Knochens auf. Dem folgt eine Abnahme dieser Druckspannung nach dem Einwachsen, was wiederum mit einem Anstieg der Scherspannung einhergeht und zu hohen lokalen Knochenspannungen am Implantatrand führt. All das ist Ausdruck von Umbauprozessen im Sinne einer funktionellen Anpassung [19, 30, 35, 43]. Dieser biologische Regulationsprozess, der u. a. durch die Mechanosensitivität der Osteozyten gesteuert wird, bringt eine Knochenstruktur hervor, die sowohl durch ihr Beharrungsvermögen als auch durch ihre Entwicklungsfähigkeit wechselnden mechanischen Beanspruchungen gerecht wird [15]. Das Remodellierungspotenzial nach Implantation einer Kunstpfanne ist dabei umso größer, je unphysiologischer die präoperative Ausgangssituation ist und diese durch gezielte Platzierung des Pfannenimplantats hin zu physiologischen Verhältnissen korrigiert wird [17].

Neben den allgemeinen Adaptationsvorgängen als Reaktion auf die Störung des morphologischen Gefüges infolge des Einbringens einer künstlichen Prothesenpfanne spielt somit der Schweregrad der pathologischen Ausgangssituation für den Knochenumbau die zweite entscheidende Rolle. Unterschiedliche Koxarthrosetypen zeigen unterschiedliche Ausprägungen der Pfannenlager mit unterschiedlicher Verteilung der Knochendichte im Azetabulum. Insbesondere bei starken Gelenkdeformitäten wie Dysplasie- und Protrusionskoxarthrosen oder femoralen Fehlformen wie Coxa valga und Coxa vara ohne Pfannendachdysplasie ändert sich die Gelenkgeometrie infolge der Hüfttotalendoprothesen-Implantation gravierend.

Mit der Korrektur des Hüftrotationszentrums und des Offsets durch eine entsprechende Pfannenplatzierung und Schaftauswahl strebt der Operateur eine physiologische Gelenkform an, was zu einer Änderung der biomechanischen Gelenksituation im Sinn einer „Normalisierung" führt. Die gegenüber der Ausgangssituation besonders bei den pathologischen Gelenkdeformitäten stark veränderten biomechanischen Belastungsverhältnisse schlagen sich dabei in einer signifikanten knöchernen Reaktion nieder [21]. Die Knochenmasse selbst stellt dabei einen Indikator mechanischer Spannung bzw. Energieverteilung im Knochen dar. Es existiert eine direkte Abhängigkeit zwischen Knochenmasse und Belastungshistorie [8].

In zahlreichen Studien [20, 34, 36–38, 40, 44] wurde ein signifikanter Knochendichteverlust nach Implantation der Kunstpfannen nachgewiesen, wobei der besonders hohe Verlust an spongiöser Knochendichte im ventralen und dorsalen Pfannenbereich einen Hinweis auf Stress-shielding darstellt [29]. Ursache dafür ist der verhinderte Kraftfluss in den spongiösen Knochen durch das starre Pfannenimplantat. Im kortikalen Knochen sind bedeutend geringere Verluste bzw. kranial der Pfanne sogar eine leichte Zunahme der Knochendichte festzustellen, was letztlich die These des Lasttransfers von der Pfanne zum kortikalen Knochen infolge der Press-fit-Verankerung stützt.

Die stärkste Knochendichteabnahme wird bereits innerhalb der ersten 3 postoperativen Monate verzeichnet. Dem relativ starken Absinken nach Einbringen des Implantats folgt ein „Einschwenken" nach ca. 6 Monaten auf einen im weiteren zeitlichen Verlauf relativ konstanten Knochendichtewert. Unterteilt man den knöchernen Bereich, der das Pfannenimplantat im Azetabulum umgibt, in drei Zonen (oberer Pfanneneingang Z I; Pfannenpol Z II; unterer Pfanneneingang Z III – Abb. 3.8), so fallen die prozentualen Verluste an Knochendichte für alle Zonen im Allgemeinen annähernd gleich aus, auch wenn sich die Zonen vom Knochendichteausgangsniveau her unterscheiden. So weist der Bereich der Hauptbelastung am oberen Pfanneneingang in der Regel die höchsten Knochendichtebeträge auf, gefolgt vom Pfannenpol und dem unteren Pfanneneingang (Abb. 3.9). Unterzieht man die Knochendichteentwicklung einer speziellen, diagnosebezogenen Betrachtungswei-

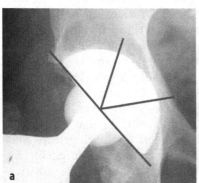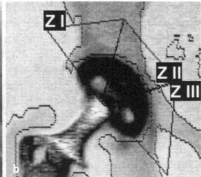

Abb. 3.8. Festlegung der Messbereiche am Pfannenimplantat (nach DeLee u. Charnley). **a** Darstellung am Röntgenbild. **b** Zonenfestlegung und Knochenerkennung bei Knochendichtemessung mittels DEXA-Gerät (dual x-ray absorptiometry) vom Typ HOLOGIC QDR-4500 W Elite.

se, so führt dies zu einer deutlichen Differenzierung [20]. Demnach findet insbesondere bei jenen Patienten in den Zonen eine verstärkte Knochendichtereduzierung statt, die entsprechend ihrer präoperativen biomechanischen Fehlbelastung eine Ungleichverteilung der Knochenmasse im Azetabulum aufwiesen. So lässt sich z.B. bei Patienten mit Dysplasiekoxarthrose oder Coxa valga (ohne Pfannendachdysplasie) in der Zone mit dem höchsten absoluten Ausgangswert, am oberen Pfanneneingang, der höchste relative Knochendichteverlust nachweisen. Er nimmt über den Pfannenpol hin zum unteren Pfanneneingang von lateral nach medial stetig ab. Völlig entgegengesetzt verläuft hingegen die Abnahmecharakteristik der Knochen-

dichte bei Patienten mit Protrusionskoxarthrose. Hier finden die größten Reduzierungen am unteren Pfanneneingang, gefolgt vom Pfannenpol und oberem Pfanneneingang, also von medial nach lateral, statt. Die Abnahme der Knochendichtebeträge für Patienten mit primärer Koxarthrose ist hingegen in allen Zonen annähernd gleich (Abb. 3.10).

Bei Patienten mit Dysplasiekoxarthrose oder Coxa valga (ohne Pfannendachdysplasie) findet man präoperativ besonders am oberen Pfannenrand eine stark ausgeprägte Sklerosierung (Hypertrophie) mit zum lateralen Pfannenrand dreieckig ansteigender radiologischer Dichtezone im Pfannendach, wie sie für exzentrisch beanspruchte Hüftgelenke typisch ist [18]. Berücksichtigt man, dass bei diesen Krankheitsbildern infolge ungenügender knöcherner Überdachung (Wiberg-CE-Winkel signifikant kleiner als bei gesunden Hüften) die Spitzenkontaktlast in der gewichtstragenden Zone signifikant höher ist als bei Gesunden [18, 31], so erklärt dies den erhöhten „Knochenbedarf" (hohe Knochendichtebeträge) speziell in diesem Bereich. Werden durch die Hüfttotalendoprothese jedoch normale mechanische Verhältnisse geschaffen, wird das dann „überschüssige" Knochenmaterial besonders schnell abgebaut und die Sklerosierung am oberen Pfanneneingang bildet sich zurück [20, 34]. Analoges trifft für die Patienten mit Protrusionskoxarthrose am Pfannengrund zu. Eine präoperativ erhöhte Knochenanhäufung am unteren Pfanneneingang sowie am Pfannenpol ist die knöcherne Reaktion auf einen verstärkt bei diesen Patienten gelenkeinwärts ansteigenden Gelenkdruck [19] bzw. eine verstärkt nach medial gerichtete Gelenkkraftkomponente [4]. Nach Herstellung einer normalen Hüftmechanik infolge Hüfttotalendoprothese findet auch in diesen Zonen eine überproportional schnelle Reduzierung des Mineralgehalts statt.

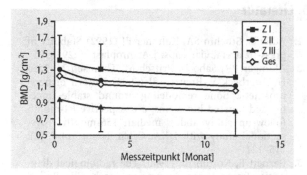

Abb. 3.9. Darstellung des Verlaufs der durchschnittlichen Abnahme der Knochendichte (bone mineral density – BMD) innerhalb eines Jahres für alle Patienten (Ges) sowie unterschieden nach den Messzonen Z I bis Z III.

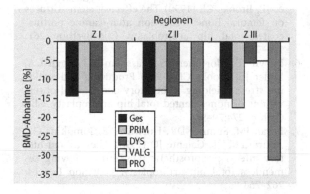

Abb. 3.10. Prozentuale Abnahme der Knochendichte (BMD) innerhalb von 12 Monaten postoperativ in den Zonen Z I bis Z III für entsprechende Ausgangsdiagnosen. Ges – alle Patienten, PRIM – Patienten mit primärer Koxarthrose, DYS – Patienten mit Dysplasiekoxarthrose, VALG – Patienten mit Coxa valga ohne Pfannendysplasie, PRO – Patienten mit Protrusionskoxarthrose.

Fazit

Der zementfreie Hüftgelenkersatz führt sowohl femoral als auch azetabulär zu einer Reduzierung der Knochendichte. Der Verlust an Knochendichte ist dabei die knöcherne Reaktion auf die veränderten mechanischen Spannungsverhältnisse in Verbindung mit einem veränderten Kraftfluss durch den Knochen als Folge des Ein-

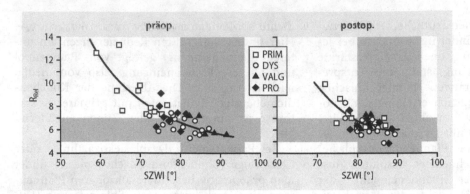

Abb. 3.11. Diagnosebezogene Darstellung des Zusammenhangs zwischen den biomechanischen Modellparametern Betrag (R_{Rel}) und Wirkungsrichtung (repräsentiert durch den Sklerosierungszonenwinkel SZWI) der relativen Gelenkkraft nach Blumentritt. Die schraffierten Flächen kennzeichnen die Normbereiche von R_{Rel} und SZWI.

setzens eines Metallimplantats. Dabei sind primär die Verankerungstechnik (press-fit), die Materialeigenschaften, die Form und Größe sowie die Oberflächenbeschichtung der Prothesen als Hauptfaktoren anzusehen. Sekundär spielt die Änderung der biomechanischen Gesamtgelenkbelastung eine wichtige Rolle. Durch die Implantation einer Hüfttotalendoprothese lassen sich vor allem am Azetabulum präoperativ bestehende pathologische Gelenkkonstellationen beseitigen und der Norm entsprechende biomechanische Verhältnisse einstellen (Abb. 3.11). Die somit erzielten „normalisierten" mechanischen Belastungsverhältnisse an der Hüfte ziehen eine „Harmonisierung" der Knochendichteverteilung im Azetabulum nach sich. Ausdruck dessen ist der beschleunigte Knochenabbau in präoperativ überbelasteten Zonen mit besonders hohem Knochendichteausgangsniveau, das heißt, es bilden sich bestehende Sklerosierungen als Folge der Fehlbelastung zum großen Teil nach Implantation der Pfanne zurück. Dem insbesondere am Prothesenstiel nachgewiesenen, in unterschiedlich starkem Maße ausgeprägten Stress-shielding infolge der Belastungsänderung im periprothetischen Knochen versucht man durch Verwendung von „weicheren" Materialien (Legierungen), Verkürzung der Beschichtung, der Länge des Implantats und der Änderung des Makrodesigns der Prothesenstiele zu begegnen.

▮ Literatur

1. Adler E, Stuchin SA, Kummer FJ (1992) Stability of press-fit acetabular cups. J Arthroplasty 7:295–301
2. Aldinger PR, Sabo D, Pritsch M, Thomsen M, Mau H, Ewerbeck V, Breusch SJ (2003) Pattern of periprosthetic bone remodeling around stable uncemented tapered hip stems: a prospective 84-month follow-up study and a median 156-month cross-sectional study with DXA. Calcif Tissue Int 73(2): 115–121
3. Barnett E, Nordin BE (1960) The radiological diagnosis of osteoporosis: a new approach. Clin Radiol 11:166–174
4. Blumentritt S (1990) Die Beziehung zwischen dem Gang des Menschen und dem Hüftgelenksaufbau in der Frontalebene. Gegenbaurs morphol Jahrb 136:677–693
5. Bobyn JD, Glassman AH, Goto H, Krygier JJ, Miller JE, Brooks CE (1990) The effect of stem stiffness on femoral bone resorption after canine porous-coated total hip arthroplasty. Clin Orthop 261: 196–213
6. Bobyn JD, Mortimer ES, Glassman AH, Engh CA, Miller JE, Brooks CE (1992) Producing and avoiding stress shielding. Laboratory and clinical observations of noncemented total hip arthroplasty. Clin Orthop 274:79–96
7. Bryan JM, Sumner DR, Hurwitz DE, Tompkins GS, Andriacchi TP, Galante JO (1996) Altered load history affects periprosthetic bone loss following cementless total hip arthroplasty. J Orthop Res 14: 762–768
8. Carter DR, Fyhrie DP, Whalen RT (1987) Trabecular bone density and loading history: regulation of connective tissue biology by mechanical energy. J Biomech. 20(8):785–794
9. Dalstra M, Huiskes R (1995) Load transfer across the pelvic bone. J Biomech 28(6):715–724

10. DeLee JG, Charnley J (1976) Radiological demarcation of cemented sockets in hip replacement. Clin Orthop Relat Res 121:20–33

11. Engh CA, Bobyn JD (1988) The influence of stem size and extent of porous coating on femoral bone resorption after primary cementless hip arthroplasty. Clin Orthop 231:7–28

12. Engh CA, McGovern TF, Bobyn JD, Harris WH (1992) A quantitative evaluation of periprosthetic boneremodeling after cementless total hip arthroplasty. J Bone Joint Surg Am 74:1009–1020

13. Hennigs T, Arabmotlagh M, Schwarz A, Zichner L (2002) Dose-dependent prevention of early periprosthetic bone loss by alendronate. Z Orthop Ihre Grenzgeb 140:42–47

14. Huiskes R, Weinans H, van Rietbergen B (1992) The Relationship between stress shielding and bone resorption around total hip stems and the effects of flexible materials. Clin Orthop 274:124–134

15. Huiskes R (2000) If the bone is the answer, then what is the question? J Anat 197:145–156

16. Ingle BM, Hay SM, Bottjer HM, Eastell R (1999) Changes in bone mass and bone turnover following ankle fracture. Osteoporos Int 10:408–415

17. Jerosch J, Bader A, Uhr G (2002) Knochen – curasan Taschenatlas spezial. Thieme, Stuttgart

18. Kummer B (1991) Die klinische Relevanz biomechanischer Analysen der Hüftregion. Z Orthop 129:285–294

19. Kummer B (1998) Grundlagen der Pauwels' Theorie der funktionellen Anpassung des Knochens. Orthopäde 24:387–393

20. Layher F, Babisch J, Roth A (2007) Biomechanische Einflüsse nach Implantation einer Hüfttotalendoprothese auf die periprothetische Knochendichte an der Pfanne. Z Orthop (im Druck)

21. Levenston ME, Beaupre GS, Schurmann DJ, Carter DR (1993) Computer simulation of stress-related bone remodeling around noncemented acetabular components. J Arthroplasty 8(6):595–605

22. Lionberger D, Walker PS, Granholm J (1985) Effects of prosthetic acetabular replacement on strains in the pelvis. J Orthop Res 3:372–379

23. McAuley JP, Culpepper WJ, Engh CA (1998) Total hip arthroplasty. Concerns with extensively porous coated femoral components. Clin Orthop 355:182–188

24. McAuley JP, Moore KD, Culpepper WJ, Engh CA (1998) Total hip arthroplasty with porous-coated prostheses fixed without cement in patients who are sixty-five years of age or older. J Bone Joint Surg Am 80:1648–1655

25. McAuley JP, Sychterz CJ, Engh CA Sr (2000) Influence of porous coating level on proximal femoral remodeling. Clin Orthop 37:146–153

26. Morscher EW (1994) Prinzipien der Pfannenfixation bei der Hüftarthroplastik mit spezieller Berücksichtigung des Press-Fit Cup. Med Orthop Tech 114:217–222

27. Morscher EW, Widmer KH, Bereiter H, Elke R, Schenk R (2002) Cementless socket fixation based on the „press-fit" concept in total hip joint arthroplasty. Acta Chir Orthop Traumatol Cech 69(1):8–15

28. Müller LA, Nowak TE, Völk M, Pitto RP, Pfander D, Forst R, Schmidt R, Eichinger S (2006) Analyse der periprothetischen femoralen Knochenreaktion nach zementfreier Hüftendoprothetik mittels computertomographiegestützter Osteodensitometrie in vivo: 6-Jahres-Follow-up. Biomed Tech 51:139–144

29. Müller LA, Kress A, Nowak T, Pfander D, Pitto RP, Forst R, Schmidt R (2006) Periacetabular bone changes after uncemented total hip arthroplasty evaluated by quantitative computed tomography. Acta Orthop 77(3):380–385

30. Pauwels F (1973) Atlas zur Biomechanik der gesunden und kranken Hüfte. Springer, Berlin

31. Pompe B, Antolic V, Iglic A, Kralj-Iglic V, Mavcic B, Smrke D (2000) Evaluation of biomechanical status of dysplastic human hips. Pflügers Arch 440 (5 Suppl): R202–R203

32. Rahmy AI, Gosens T, Blake GM, Tonino A, Fogelman I (2004) Periprosthetic bone remodelling of two types of uncemented femoral implant with proximal hydroxyapatite coating: a 3-year follow-up study addressing the influence of prosthesis design and preoperative bone density on periprosthetic bone loss. Osteoporos Int 15(4):281–289

33. Rapperport DJ, Carter DR, Schurman DJ (1987) Contact finite element stress analysis of porous ingrowth acetabular cup implantation, ingrowth, and loosening. J Orthop Res 5:548–561

34. Roth A, Richartz G, Sander K, Sachse A, Fuhrmann R, Wagner A, Venbrocks RA (2005) Verlauf der periprothetischen Knochendichte nach Hüfttotalendoprothesenimplantation – Abhängigkeit von Prothesentyp und knöcherner Ausgangssituation. Orthopäde 34:334–344

35. Roux W (1912) Anpassungslehre, Histomechanik und Histochemie. Virchows Arch 209:168

36. Rubash HE, Sinha RK, Shanbhag AS, Kim SY (1998) Pathogenesis of bone loss after total hip arthroplasty. Orthop Clin North Am 29:173–186

37. Sabo D, Reiter A, Simank HG, Thomson M, Lukoschek M, Ewerbeck V (1998) Periprosthetic mineralization around cementless total hip endoprosthesis: longitudinal study and cross-sectional study on titanium threaded acetabular cup and cementless Spotorno stem with DEXA. Calcif Tissue Int 62:177–182

38. Schmidt R, Müller L, Kress A, Hirschfelder H, Aplas A, Pitto RP (2002) A computed tomography assessment of femoral and acetabular bone changes after total hip arthroplasty. Int Orthop (SICOT) 26:299–302

39. Spittlehouse AJ, Smith TW, Eastell R (1998) Bone loss around 2 different types of hip prostheses. J Arthroplasty 13:422–427

40. Suh KT, Lee CB, Kim IJ (2001) Natural progress of a bone scan after cementless hydroxyapatite-coated total hip arthroplasty. Clin Orthop Relat Res 389: 134–142

41. Sychterz CJ, Topoleski LD, Sacco M, Engh CA Sr (2001) Effect of femoral stiffness on bone remodel-

ing after uncemented arthroplasty. Clin Orthop 389:218–227

42. Widmer KH, Zurfluh B, Morscher EW (1997) Kontaktfläche und Druckbelastung im Implantat-Knochen-Interface bei Press-Fit-Hüftpfannen im Vergleich zum natürlichen Hüftgelenk. Orthopäde 26: 181–189

43. Wolff J (1884) Das Gesetz der Transformation des Knochen. Hirschwald, Berlin

44. Wright JM, Pellicci PM, Salvati EA, Ghelman B, Roberts MM, Koh JL (2001) Bone density adjacent to press-fit acetabular components: a prospective analysis with quantitative computed tomography. J Bone Joint Surg (A) 83:529–536

Medikamentöse Stimulation des periprothetischen Knochens

C. NIEDHART

Nach Entwicklung der zementierten Verankerung von Endoprothesen mit PMMA-Zement durch Charnley hat die Endoprothetik vor allem des Hüft- und Kniegelenks einen kaum vergleichbaren Siegeszug angetreten. Mittlerweile sind für zementierte wie für zementfreie Endoprothesen Lockerungsraten von weniger als 10% nach 10 Jahren üblich, Standzeiten bis 20 Jahre keine Seltenheit. Dennoch bereitet insbesondere die Frühlockerung von Prothesen erhebliche Probleme. Während bei der zementierten Endoprothese in erster Linie Zerrüttungen zwischen Zement und Prothese in Kombination mit vermehrtem Abrieb zu einer zunehmenden Lockerung und Instabilität der Prothese bei gleichzeitig auftretender partikelinduzierter periprothetischer Osteolyse führen, spielt bei der zementfreien Endoprothetik der langfristige Kontakt zwischen Knochen und Implantat eine entscheidende Rolle. Dieser Kontakt wird durch eine Reihe von mechanischen und biologischen Faktoren bedingt. Obwohl sich prinzipiell die auf das Hüftgelenk einwirkenden Kräfte nach korrekter Implantation durch die Prothese nicht ändern, werden diese in anderer Form in die knöchernen Strukturen des Implantatlagers weitergeleitet. Das Prinzip der spielfreien Lastübertragung zwischen Prothese und knöchernem Verankerungslager ist entscheidend für die Langzeitstabilität des Implantats. Aufgrund der verschiedenen Elastizitätsmodule von Knochen und Implantat sind selbst bei korrekter Implantation Mikrobewegungen üblich. Jeder zusätzliche Hohlraum zwischen Implantat und Knochen schafft mechanische Unruhe und kann letztendlich zur Implantatlockerung führen. Theoretisch soll eine möglichst passgenaue Implantation mit hohem Knochen-Implantat-Kontakt zu einem ausreichenden Einwachsen der Prothese im Sinne einer Sekundärstabilisierung nach primär fester Verklemmung im knöchernen Implantatlager mit resultierender Langzeitstabilität führen. Dennoch ist die Standzeit nicht zementierter Prothesen bisher kürzer als die zementierter Prothesen.

Neben einer optimalen Platzierung der Prothese mit hohem Knochen-Implantat-Kontakt ist zur weiterer Stabilisierung des Implantats eine zusätzliche medikamentöse Stimulation des periprothetischen Knochens denkbar. Hierdurch könnte der Knochen-Implantat-Kontakt verbessert und auf Dauer stabilisiert werden. Insbesondere bei schlechtem Implantatlager, zum Beispiel bei fortgeschrittener Osteoporose, könnte so die biologische Situation verbessert werden.

Neben der Anwendung medikamentöser Stimulation bei Primärimplantation ist eine medikamentöse Therapie bei radiologisch sichtbaren periprothetischen Lysezonen zum Stopp des fortschreitenden partikelinduzierten Knochenresorptionsprozesses denkbar. Selbst bei bestehender Implantatlockerung und gleichzeitiger Inoperabilität des Patienten oder erheblich erhöhtem Narkoserisiko aufgrund von Begleiterkrankungen könnte eine Stabilisierung der Situation zum Erhalt des Status quo bei gleichzeitiger Schmerzreduktion ein Weg sein.

Zur medikamentösen Stimulation des periprothetischen Knochens kommen prinzipiell alle Stoffe in Frage, die auch zur Therapie der Osteoporose eingesetzt werden. Im Unterschied zur allgemeinen Osteoporose sollte es zur Stabilisierung von Endoprothesen jedoch Ziel sein, mit einer möglichst kurzfristigen (noch während des stationären Aufenthalts durchführbaren) und nebenwirkungsarmen Therapie schnell und effektiv den Knochen-Implantat-Kontakt zu verbessern. Die besondere Situation direkt postoperativ mit veränderter Stoffwechsellage und erhöhtem Risiko etwa für Thromboembolien ist zu beachten.

Nach den aktuellen DVO-Leitlinien stehen als A-klassifizierte Medikamente (gesicherte Frakturreduktion) die Bisphosphonate, Raloxifen als selektiver Östrogenrezeptormodulator, Strontiumranelat und Teriparatid/Parathormon zur Verfügung. Weitere potentielle Kandidaten zur Stimulation des periprothetischen Knochens sind die Sexualhormone Östrogen/Gestagen und Testosteron sowie Fluoride und Calcitonin. Für diese Stoffe ist keine gesicherte Frakturreduktion bei Osteoporose nachgewiesen, ein positiver Einfluss auf den Knochenstoffwechsel jedoch bekannt. Prinzipiell sind zwei Applikationswege denkbar: orale Gabe oder die direkte Applikation über Zumischung zum Knochenzement oder Aufbringen auf die Prothese. Im Folgenden sollen die verschiedenen Stoffe und die bisher zur Verfügung stehenden Daten dargestellt werden.

Bisphosphonate

Bisphosphonate werden über eine zentrale P-C-P-Struktur an den mineralisierten Knochen gebunden. Die modernen Bisphosphonate gehören zur Klasse der Aminobisphosphonate. Im Rahmen von Knochenumbauprozessen werden sie von Osteoklasten aufgenommen und führen dort zu einer Hemmung der Farnesyl-Diphosphat-(FPP-)Synthase mit resultierendem Funktionsverlust und vermehrter Apoptose (Zellsuizid) des Osteoklasten. Durch die Osteoklastenhemmung wird der Abbau von Knochen reduziert. Eine Neubildung von Knochen wird nicht angeregt, der vorhandene Knochen wird jedoch vermehrt mineralisiert, was über einen Anstieg der Knochendichte nachweisbar ist. Bisphosphonate sind in Abhängigkeit von ihrer Knochenaffinität über Jahre im Knochen gespeichert und damit längerfristig wirksam. Unter Umständen wäre eine kurzfristige Gabe über mehrere Wochen ausreichend, um einen langfristigen resorptionshemmenden Effekt im periprothetischen Lager zu erreichen.

Kurz nach Implantation einer Endoprothese kommt es üblicherweise vor allem in den Hauptbelastungszonen zu einem Abfall der periprothetischen Knochendichte. Die klinische Relevanz dieses Abbaus ist bisher nicht bekannt. Eine Reduktion dieses Verlustes müsste aber unter der Vorstellung einer Korrelation zwischen Knochenstabilität und Standzeit der Prothese die Lebensdauer der Prothese verbessern.

Es gibt mittlerweile eine Vielzahl von Studien, die sowohl im Tierversuch als auch am Menschen für verschiedene Bisphosphonate nachweisen konnten, dass der periprothetische Knochendichteverlust unter einer Therapie mit Bisphosphonaten erheblich reduziert werden kann. In einer Metaanalyse von Bhandari et al. [3] zeigte sich nach einem Jahr im Mittel ein periprothetischer Knochendichteverlust von 7%, während er unter Therapie mit Bisphosphonaten nur 1,5% betrug. Interessanterweise war die Reduktion des Knochendichteverlustes bei ze-

mentierten Endoprothesen größer als bei nicht zementierten. Bei Knieendoprothesen zeigte sich eine höhere Reduktion des Knochendichteverlustes als bei Hüftendoprothesen.

Damit ist eine positive Wirkung der Therapie mit Bisphosphonaten auf die periprothetische Knochendichte gesichert nachgewiesen. Es fehlt jedoch bisher der Nachweis, dass dieser verminderte periprothetische Knochendichteverlust auch zu einer klinischen Relevanz führt. Es liegen bisher keine adäquaten Studien vor, die klinische Endpunkte wie eine Verbesserung der Lebensqualität, Schmerzreduktion, Verminderung der Revisionsrate oder Verbesserung der Funktionalität der Prothese untersuchten. Aufgrund der langen Standzeit von Prothesen sind aussagekräftige Studien zu einer Verbesserung der Lockerungsrate auch in den nächsten Jahren noch nicht zu erwarten.

Im Rahmen der abriebbedingten periprothetischen Lysebildung kommt es zu einer partikelinduzierten Entzündungsreaktion mit vermehrter Phagozytoseaktivität und Bildung von Granulationsgewebe. Über eine vermehrte Produktion von Entzündungsmediatoren werden unter anderem Osteoklasten zur vermehrten Aktivität angeregt mit nachfolgender Resorption des periprothetischen Knochens. Über eine frühzeitige Gabe von Bisphosphonaten mit hoher Knochenaffinität und damit gesicherter langfristiger Einlagerung im Knochen ist eine Reduktion dieser Resorptionsprozesse denkbar.

Raloxifen

Raloxifen gehört zur Gruppe der selektiven Östrogenrezeptormodulatoren (SERM). Es wirkt am Knochen östrogenähnlich und reduziert bei Osteoporose die Zahl der Wirbelkörperfrakturen signifikant. Daten über den Einsatz zur Stimulation des periprothetischen Knochenlagers liegen bislang nicht vor. Zwei Gründe sprechen gegen ihren Einsatz nach Endoprothesenimplantation: SERM führen – wie auch Östrogen – zu einer leichten Erhöhung der Thromboserate. Bei per se erhöhtem Thromboserisiko postoperativ wären sie daher relativ kontraindiziert. Zudem wäre im Gegensatz zu den Bisphosphonaten eine längerfristige Gabe notwendig, da es bei Osteoporose nach Absetzen der Therapie mit Raloxifen zu einem Knochendichteabfall kommt.

Strontiumranelat

Strontiumranelat besteht aus zwei Atomen Strontium und einem Molekül Ranelicsäure. Strontium gehört zur Gruppe der Erdalkalimetalle und verhält sich chemisch ähnlich wie Calcium. Strontium wird im Knochen an der Oberfläche der Kristalle adsorbiert, die Halbwertzeit im Knochen beträgt etwa 41 Tage. Während Strontium in vitro Osteoklasten hemmt und Osteoblasten stimuliert, ist die Wirkung in vivo am Menschen nicht vollständig geklärt. Eindeutige Hinweise für eine osteoanabole Wirkung im Sinne der Schaffung neuer Knochenstruktur liegen bisher nicht vor. In Studien wurde die Frakturrate über drei Jahre an der Wirbelsäule um 40%, extravertebral um 16% gesenkt. Untersuchungen zum Einfluss von Strontiumranelat auf die periprothetische Knochendichte liegen bisher nicht vor.

Teriparatid/Parathormon

Im Gegensatz zu den bisher erhältlichen Antiresorptiva steht mit Teriparatid erstmals eine gesichert osteoanabole Therapie zur Verfügung. Es stimuliert bei erhaltenem Remodelling die osteoblastäre Neubildung von Knochengewebe [7]. Das bedeutet, dass nicht nur die weitere Resorption von Knochen gebremst wird, sondern tatsächlich neuer, physiologischer Knochen mit typischer Mikroarchitektur gebildet wird. Damit besteht prinzipiell auch bei manifester Osteoporose die Möglichkeit der „Heilung", in diesem Fall das Erreichen von Knochendichtewerten größer als T-2 bei gleichzeitig verbesserter Mikroarchitektur und erheblich verringertem Frakturrisiko [8].

Neben der Therapie der Osteoporose ergeben sich unter Kenntnis der osteoanabolen Eigenschaften von Teriparatid insbesondere im orthopädisch-unfallchirurgischen Bereich mehrere potenzielle Anwendungsgebiete. In erster Linie erscheint der Einsatz von Teriparatid vor allem zur Unterstützung der Frakturheilung und zur Verbesserung der ossären Implantatintegration nach endoprothetischem Ersatz interessant [12].

Zur Beurteilung einer möglicherweise beschleunigten Frakturheilung liegen mehrere Tierversuche vor, die eine deutlich vermehrte Kallus-bildung und eine daraus resultierende verbesserte biomechanische Belastbarkeit nachwiesen. So konnten Andreassen et al. [1, 2] zeigen, dass bei Ratten drei Wochen nach Fraktur unter Teriparatidtherapie (200 µg/kg KG/Tag) das Kallusvolumen etwa verdoppelt war, was zu einer Steigerung der Belastbarkeit auf 160% gegenüber Placebo führte. Nach acht Wochen war die Belastbarkeit auf 270% gegenüber Placebo gesteigert, während das Kallusvolumen bereits wieder auf 135% gegenüber Placebo abgenommen hatte. Die deutliche Zunahme des Kallusmenge muss jedoch mit Vorsicht betrachtet werden, da solche Größenzunahmen über die Druckbelastung des Periosts unter Umständen zu erheblichen Schmerzen führen kann. Eine prospektive Studie zur Beurteilung der Frakturheilung unter Teriparatid wird zurzeit durchgeführt. Zu beachten ist allerdings, dass für die Wirkung von Teriparatid eine Osteoidmatrix zwingend erforderlich ist, da Teriparatid nicht – wie etwa die Bone Morphogenetic Proteins – ohne vorhandene Zielzellen osteoinduktiv wirken kann.

Im Tierversuch kann die knöcherne Einheilung von Implantaten durch die Gabe von Teriparatid erheblich verbessert werden. In einer Implantationsstudie an Ratten konnten Skripitz et al. durch die Gabe von 3×60 µg PTH/kg KG die Knochen-Implantat-Fläche nach vier Wochen von 10% unter Placebo auf 47% gesteigert, biomechanisch waren die Implantate deutlich stabiler verankert [13]. Inwieweit diese Daten auf den Menschen übertragbar sind und vor allem, ob dieser zusätzlich gebildete Knochen im weiteren Verlauf erhalten bleibt und letztendlich hierdurch die Lockerungsrate der Prothesen reduziert wird, bleibt abzuwarten. Denkbar ist jedoch zunächst bei Hochrisikopatienten eine Stimulation der periprothetischen Knochenneubildung durch die kurzfristige Gabe von Teriparatid mit nachfolgender Sicherung der gebildeten Knochenmasse durch die Gabe eines Bisphosphonats.

Sexualhormone

Sowohl Östrogene als auch Androgene beeinflussen den Knochenstoffwechsel in erheblichem Maße. Der Entzug eines Hormons führt zur Osteoporose, als postmenopausale Osteoporose bzw. Hypogonadismus-assoziierte Osteoporose hinlänglich bekannt.

Östrogen/Gestagen

Spätestens seit der WHI-Studie ist die fraktursenkende Wirkung von Östrogen bekannt, gleichzeitig wurden jedoch auch die potenziellen Risiken sichtbar, die dazu geführt haben, dass Östrogene nicht mehr zur Behandlung der Osteoporose zugelassen sind. Die kurzfristige Gabe von Östrogen stimuliert das periimplantäre Anwachsverhalten nicht [11]. Aufgrund des erhöhten Thromboserisikos ist eine Stimulation des periprothetischen Knochens postoperativ durch Östrogene nicht indiziert.

Testosteron

Androgene stimulieren In-vitro-Proliferation und Differenzierung humaner Osteoblasten [6] sowohl direkt (über Androgenrezeptoren) als auch indirekt (über Aromatisierung und Östrogenrezeptoren). Ihre Hauptwirkung entfalten sie direkt, da auch nicht aromatisierbare Androgene (5a-DHT) in vivo eine Knochenmasseverlust sowohl beim Mann nach Orchektomie als auch bei der Frau nach Hysterektomie und Oophorektomie verhindern [17]. Während Östrogene den postmenopausalen Knochenmasseverlust über eine Verlangsamung der Remodellingrate und eine vermehrte Differenzierung humaner Osteoblasten erreichen, wirken Androgene auf humane Osteoblasten proliferativ und erhöhen die Remodellingrate [16]. Androgene zeigen bei Frauen eine Korrelation zur Knochendichte, zwischen postmenopausaler Osteoporose und Androgenmangel besteht ein direkter Zusammenhang [4]. Die Androgentherapie bei Frauen und Männern mit erniedrigten Androgenspiegeln ist seit einigen Jahren Standard und zeigt neben einem deutlichen Anstieg der Knochendichte kaum Nebenwirkungen (Hirsutismus, Anstieg der Leberwerte), die nach Absetzen des Präparats gänzlich reversibel sind [10, 18]. Komplikationen sind daher bei kurzfristiger Anwendung nicht zu erwarten, eine Anwendung ist geschlechtsunspezifisch möglich. Über den positiven Effekt von Androgenstimulation zur Beschleunigung der Frakturheilung liegen Ergebnisse aus Tierversuchen vor. Hier beschleunigte sowohl die lokale als auch die systemische Gabe die Frakturheilung [5]. Zu-

sätzlich zur osteoanabolen Wirkung entfalten Androgene auch einen muskelanabolen Effekt. Dieser könnte in der postoperativen Phase die Mobilisation erleichtern. Niedhart et al. [9] konnten nachweisen, dass die einmalige Applikation von Dihydrotestosteron im Tierversuch an der Ratte zu einer beschleunigten Ossifikation des periimplantär gebildeten Osteoids führt. 14 Tage nach Implantation waren in der Kontrollgruppe 47,6% der Implantatoberfläche von Osteoid und 39,5% der Oberfläche von mineralisiertem Knochen umgeben. Durch Gabe von 2 mg Androstan (einem DHT-Derivat) 48 Stunden vor Implantation konnte der Anteil des mineralisierten Knochens auf 51,2% gesteigert werden, während der Anteil an Osteoid auf 33,1% sank. Damit kann also die knöcherne Einheilung des Implantats in der Frühphase beschleunigt werden. Untersuchungen am Menschen liegen bisher nicht vor.

Fluoride und Calcitonin

Fluoride und Calcitonin sind aufgrund ihrer nicht gesicherten Frakturreduktion keine Mittel der ersten Wahl bei Osteoporose. Da für Fluoride ein enges therapeutisches Fenster besteht und im Vergleich mit Bisphosphonaten keine überlegene Wirkung zu erwarten ist, ist die Studienlage trotz der seit Jahrzehnten bestehenden Anwendung zur Therapie der Osteoporose dürftig. Nur zwei Studien der gleichen Arbeitsgruppe haben überprüft, ob nach Ovarektomie der periprothetische Knochendichteverlust durch Zugabe von Natriumfluorid zum PMMA-Zement aufzuhalten ist. Die Ergebnisse zeigten keinen eindeutigen Vorteil durch Natriumfluorid [14, 15]. Für Calcitonin liegen keine Studien zur periprothetischen Knochenstimulation vor.

Wachstumsfaktoren

Durch direktes Aufbringen von osteostimulativen oder osteoinduktiven Wachstumsfaktoren auf die Prothesenoberfläche kann der periprothetische Knochenstoffwechsel theoretisch positiv beeinflusst werden. Weiteres ist auf S. 110 ff. dargestellt.

Fazit

Trotz sehr guter Ergebnisse der modernen Endoprothetik bleibt die aseptische Lockerung ein ungelöstes Problem. Die umfangreichsten Untersuchungen zur medikamentösen Beeinflussung liegen zu den Bisphosphonaten vor. Ein Stoppen des sonst üblichen periprothetischen Knochendichteverlustes durch die Gabe von Bisphosphonaten ist in zahlreichen Studien nachgewiesen. Es fehlt jedoch der Nachweis, das die Implantatlockerung durch die Gabe von Bisphosphonaten später eintritt. Attraktiv erscheint der Einsatz von Teriparatid oder Testosteron, da zumindest im Tierversuch für beide Substanzen nachgewiesen werden konnte, dass der kurzfristige Einsatz zu einer deutlichen Verbesserung des periprothetischen Knochenlagers führt. Der klinische Nachweis der Wirksamkeit steht noch aus.

■ Literatur

1. Andreassen TT, Ejersted C, Oxlund H (1999) Intermittent parathyroid hormone (1-34) treatment increases callus formation and mechanical strength of healing rat fractures. J Bone Min Res 14:960–968
2. Andreassen TT, Fledelius C, Ejersted C, Oxlund H (2001) Increases in callus formation and mechanical strength of healing fractures in old rats treated with parathyroid hormone. Acta Orthop Scand 72:304–307
3. Bhandari M et al (2005) Effect of bisphosphonates on periprosthetic bone mineral density after total joint arthroplasty. J Bone Joint Surg Am 87:293–301
4. Davidson BJ, Ross RK, Paganini-Hill A, Hammond GD, Siiteri PK, Judd HL (1982) Total and free estrogens and androgens in postmenopausal women with hip fractures. J Clin Endocrinol Metab 82:115–120
5. Frankle M, Borrelli J (1990) The effects of testosterone propionate and methenolone enanthate on the healing of humeral osteotomies in the Wistar rat. J Invest Surg 3:93–113
6. Kasperk CH, Wergedal JE, Farley JR, Linkhart TA, Turner RT, Baylink D (1989) Androgens directly stimulate proliferation of bone cells in vitro. Endocrinology 124:1576–1579
7. Neer RM, Arnaud CD, Zanchetta JR, Prince R, Gaich GA, Reginster JY, Hodsman AB, Eriksen EF,

Ish-Shalom S, Genant HK, Wang O, Mitlak BH (2001) Effect of parathyroid hormone (1-34) on fractures and bone mineral density in postmenopausal women with osteoporosis. N Engl J Med 344:1434–1441
8. Niedhart C (2006) Teriparatid – Parathormonfragment 1-34. in: Faßbender W: Evidenzbasierte Therapie der Osteoporose. Uni-Med, Bremen, S 106
9. Niedhart C, Schmidt H, Zombory G, Niethard FU (2004) Systemische Stimulation mit Testosteron (5beta-Androstan-17beta-ol-3-one) verbessert die frühzeitige Knocheneinheilung von Titan-Implantaten. Z Orthop 142(S1):157
10. Raisz LG, Wiita B, Artis A et al (1996) Comparison of the effects of estrogen alone and estrogen plus androgen on biochemical markers of bone formation and resorption in postmenopausal women. J Clin Endocrinol Metab 81:37–43
11. Shih LY, Shih HN, Chen TH (2003) The effects of sex and estrogen therapy on bone ingrowth into porous coated implant. J Orthop Res 21:1033–1040
12. Skripitz R, Aspenberg P (2004) Parathyroid hormone – a drug for orthopaedic surgery? Acta Orthop Scand 75:654–662
13. Skripitz R, Aspenberg P (2005) Stimulation of implant fixation by PTH(1-34) – a histomorphometric comparison of PMMA cement and stainless steel. J Orthop Res 23:1266–1270
14. Sundfeldt M, Persson J, Swanpalmer J, Wennerberg A, Karrholm J, Johansson CB, Carlsson LV (2002) Does sodium fluoride in bone cement affect implant fixation. Part II: evaluation of the effect of sodium fluoride additions to acrylic bone cement and the fixation of titanium implants in ovariectomized rabbits. J Mater Sci Mater Med 13:1045–1050
15. Sundfeldt M, Widmark M, Wennerberg A, Karrholm J, Johansson CB, Carlsson LV (2002) Does sodium fluoride in bone cement affect implant fixation? Part I: bone tissue response, implant fixation and histology in nine rabbits. J Mater Sci Mater Med 13:1037–1043
16. Vanderschueren D, Van Herck E, Suiker AMH, Visser WJ, Geussens P, Schot LPC, Bouillon R, Rush EB, Einhorn TA (1993) Bone and mineral metabolism in the androgen resistant (testicular feminized) male rat. J Bone Min Res 8:799–807
17. Vanderschueren D, Van Herck E, Suiker AMH, Visser WJ, Schot LPC, Bouillon R (1992) Bone and mineral metabolism in aged male rats: short- and longterm effects of androgen deficiency. Endocrinology 130:2906–2916
18. Wang C, Eyre DE, Clark R et al (1996) Sublingual testosterone replacement improves muscle mass and strength, decreases bone resorption, and increases bone formation markers in hypogonadal men – a clinical research center study. J Clin Endocrinol Metab 81:3654–3662

Interface und Infektion

D. P. König

Einleitung

Bei der Verwendung von Biomaterialien ergeben sich zwei wesentliche Probleme:
- die biomaterialassoziierte Infektion.
- fehlende Gewebsintegration an die Biomaterialoberfläche.

Anthony Gristina (Wake Forrest University, North Carolina) [2] erkannte die Bedeutung der Glykokalix (Schleimschicht) einiger Organismen als Mitverursacher biomaterialassoziierter Infektionen. Diese Fremdkörperinfektion ist durch die hohe Affinität von Bakterien zu inerten Biomaterialien bedingt.

Ätiologie

Zwischen den körpereigenen Zellen und den Bakterien entsteht nach A. Gristina ein „race for the surface"(Abb. 3.12). In Abhängigkeit vom Bakterium gibt es eine unterschiedliche Präferenz zu den Biomaterialien. Staphylococcus aureus besie-

delt bevorzugt Metalle (Edelstahl, Chromkobalt), Staphylococcus epidermidis hingegen mehr Polymermaterialien (Polyethylen, PMMA). Die von Gristina und anderen beschriebene Schleimproduktion der Bakterien ist nicht für primäre Adhäsion verantwortlich, aber für die Virulenz. Einmal adhärierte schleimproduzierende Keime sind für körpereigene Abwehrzellen und Antibiotika schwer zugänglich, die Keime akkumulieren (Abb. 3.13) auf der Biomaterialoberfläche und die Infektion persistiert.

Diagnose der periprothetischen Infektion

Staphylokokken stellen nach wie vor den Haupterreger bei periprothetischen Infektionen dar.

Die Diagnose einer Staphylococcus-aureus-Infektion ist eher selten ein Problem, da sie in der Regel mit deutlichen klinischen Allgemeinsymptomen (Schwellung, Rötung, Fieber) einhergeht (Abb. 3.14). Problematisch ist der Nachweis einer Staphylococcus-epidermidis-Infektion. Die typischen klinischen Infektionszeichen fehlen in der

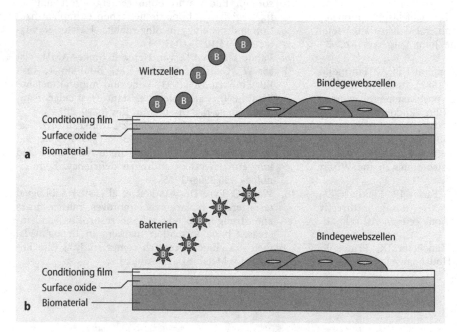

Abb. 3.12. Race for the Surface. Wirtszellen (**a**) und Bakterien (**b**) wetteifern um die Besiedelung der Implantat-Oberfläche.

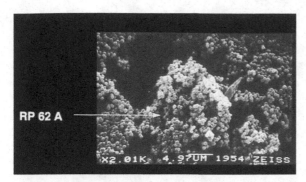

Abb. 3.13. REM eines schleimproduzierenden Staphylococcus epidermidis auf PMMA.

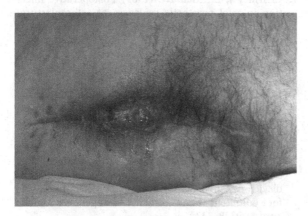

Abb. 3.14. Fistel nach Hüft-TEP

Regel. Laboruntersuchungen bringen oft keinen Hinweis auf eine Infektion. Gelenkpunktionen sind trotz zu fordernder 14-tägiger Inkubation häufig ohne pathologischen Befund. Die präoperative Gewinnung von periprothetischen Gewebematerialien (arthroskopisch) kann in Kombination mit einer histologischen Untersuchung in einem Speziallabor die Diagnosesicherung erhöhen. Die FISH-Methode (165 rRNA-directed in situ hybridisation) stellt ein sensitives, aber zeitintensives Verfahren zur Diagnosestellung einer periprothetischen Infektion dar.

▮ Small Colony Variations (SCV)

Procter et al. [6] haben bereits über diese Subpopulation der Bakterien berichtet. Die SCV haben eine langsamere Wachstumskinetik und bilden kleinere Kolonien. Das langsamere Wachstum schützt die Keime vor Körperabwehrmechanismen und Antibiotika. Insbesondere Antibiotika, deren Angriffspunkt die Zellwandbiosynthese

darstellt, werden in ihrer Effektivität reduziert (Aminoglykoside). SCV sind oft verantwortlich für persistierende Osteomyelitiden und das fehlende Ansprechen von PMMA-Ketten.

▮ Intrazelluläre Staphylokokken

Staphylokokken sind an sich extrazelluläre Keime. Einige Keime können jedoch im intrazellulären Milieu in kleineren Kolonien überleben. Osteoblasten stellen eine bevorzugte Zielzelle dar. In diesem intrazellulären Milieu sind die Keime vor Antibiotika und körpereigenen Abwehrzellen geschützt. Nach dem Tod der Wirtszelle werden dann vitale Keime aus dem Zellinneren freigesetzt und bedingen die Persistenz der Infektion.

▮ Prävention der Infektion

Wie bereits Charnley [1] beschrieb, ist eine suffiziente Hygiene im Operationssaal für die Prävention einer biomaterialassoziierten Infektion essenziell. Aber auch er erkannte, dass damit allein die periprothetische Infektion nicht komplett verhindert werden kann.

Es gibt daher zahlreiche Versuche, durch Veränderung von Biomaterialien der Adhäsion und späteren Akkumulation von Bakterien entgegenzuwirken. Geläufig sind sog. antibiotikabeschichtete Biomaterialen sowie antibiotikahaltige (Abb. 3.15) Knochenzemente. Mit Hilfe der Nanotechnologie gibt es drei Möglichkeiten, in diesen Prozess einzugreifen:

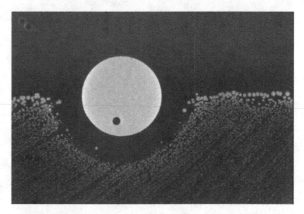

Abb. 3.15. Inhibition der Adhäsion von Staphylococcus epidermidis RP 62 A an PMMA durch die Beimengung von Gentamicin/Clindamycin.

▮ Modifikation von Oberflächen,
▮ Beschichtung von Biomaterialien,
▮ Slow-Release-Systeme.

Oberflächenmodifikationen sind jedoch aufgrund der hohen Variabilität der unterschiedlichen Adhäsionsmechanismen der Bakterien durch die Vielzahl von Proteinen, Gylokoproteinen, Fettsäuren, Lipopolysacchariden und spezifischen Rezeptoren problematisch. Zusätzlich erschwert die unmittelbare Adhäsion von Bluteiweißen und Blutfetten (Albumin, Fibrinogen, Fibronectin, Gammaglobuline) die direkte Wirkung einer Oberflächenmodifikation.

Veränderungen der Oberflächenbeschaffenheit (Rauigkeit) und unterschiedliche Beschichtungsverfahren (Spincoating, Elektrospinning) haben jeweils unterschiedliche Einflüsse auf Wirtszellen und Bakterien, sodass bis zum jetzigen Zeitpunkt noch keine generelle Empfehlung gegeben werden kann.

Slow-Release-Systeme sind zurzeit u. a. bei Knochenzementen und Harnwegskathetern erfolgreich im Einsatz. Sie gewährleisten eine kontinuierliche Freisetzung von Antiseptika, Antibiotika oder Schwermetallionen (Silber). Verwendet werden Rifampicin, das aufgrund seiner intrazellulären Akkumulation und Aktivität hochaktiv gegen ruhende Keime ist. Gentamicin hat eine hohe therapeutische Breite, wird aber von der extrazellulären Matrix des Biofilms inaktiviert. Wirksam ist die Kombination von Rifampicin (slime-buster) und Gentamicin. Ciprofloxacin ist wirksam, hat jedoch eine stark wachsende Resistenzrate (30%).

Silberionen haben eine vergleichsweise hohe antimikrobielle Aktivität bei niedriger Toxizität. Sie finden daher schon seit längerer Zeit Verwendung bei Kunststoffmaterialien wie Gefäßprothesen, Knochenzement, Harnwegskathetern, zentralen Venenkathetern, Nylonfäden und Hautverbandmaterialien. Mittlerweile soll eine auf dem Markt befindliche silberbeschichtete Endoprothese die hohen Infektionsraten in der Tumorchirurgie reduzieren.

▮ Literatur

1. Charnley J, Eftekhar NC (1969) Postoperative infection in total prosthetic replacement arthroplasty of the hip joint. Br J Surg 56:641–649
2. Gristina AG, Costerton JW (1985) Bacterial adherence to biomaterials and tissue. J Bone J Surg 67A(2):264–273
3. König DP, Remington-Perdreau F, Rütt J, Hilgers R-D, Schierholz JM (1999) Adherence to and accumulation of S. epidermidis on different biomaterials due to extracellular slime production. Zbl Bakteriol 289:355–364
4. König DP, Schierholz JM, Hilgers R-D, Bertram C, Remington-Perdreau F, Rütt J (2001) In vitro adherence and accumulation of Staphylococcus epidermidis RP 62A and Staphylococcus epidermidis M7 on four different bone cements. Langenbeck's Arch Surg 386:328–332
5. Peters G, Schumacher-Perdreau F, Jansen B, Ludwig C, Rütt J (1991) Aseptic prosthetic hip loosening – a chronic polymer-associated infection by koagulasenegative Staphylococci? The Staphylococci. Zbl Bakteriol Suppl 113:329–330
6. Procter RA, van Langevelde P, Kristjansson M, Maslow JN, Arbeet RD (1995) Persistent and relapsing infections associated with small colony variants of Staphylococcus aureus. Clin Infect Dis 20:95–102

Aseptische versus septische Hüft-TEP-Lockerung: Gibt es zelluläre Unterschiede?

K.M. PETERS, M.E. FRITZEN, B. KLOSTERHALFEN

Das Krankheitsbild der aseptischen Endoprothesenlockerung ist gekennzeichnet durch einen persistierenden Schmerz im Bereich der vorher beschwerdefrei belastbaren Endoprothese. Bei der klinischen Untersuchung fallen oft ein Rotations- und Stauchungs- bzw. ein Rüttelschmerz sowie eine schmerzhafte aktive und passive Beweglichkeit auf. Im fortgeschrittenen Stadium empfinden die Patienten eine Gangunsicherheit. Häufig sind die Beschwerden und klinischen Symptome allerdings nur sehr uncharakteristisch und uneindeutig. Radiologisch zeigt sich bei der Endoprothesenlockerung eine Saumbildung zwischen dem Zementköcher der Prothese und dem Knochen bzw. bei einer zementfrei implantierten Totalendoprothese zwischen der Prothese und dem Knochen (Abb. 3.16.). Bei fortgeschrittener Lockerung kann es zur Komponentenwanderung oder zu einer Fraktur von Prothesenstiel, Knochenzement oder Knochen kommen (Abb. 3.17, 3.18). Auch wiederholte Luxationen einer Hüft-TEP Jahre nach der Implantation weisen auf eine Lockerung hin. Szintigraphisch bedeutet die Traceranreicherung von Technetium-99 als Korrelat einer Lockerung einen gesteigerten Knochenstoffwechsel.

Eine Ursache der aseptischen Prothesenlockerung ist die durch Polyethylenabrieb induzierte Aktivierung von Makrophagen [1, 6, 8]. Die aktivierten Makrophagen setzen verschiedene Mediatoren frei, die den Knochenumbau veranlassen [4].

Bei der septischen Endoprothesenlockerung steht das lokal entzündliche Krankheitsbild im Vordergrund. Es kommt zur Ausbildung typischer Infektzeichen mit Schwellung, Rötung, Überwärmung und Schmerz und zur Funktionsbeeinträchtigung der betroffenen Endoprothese. Radiologisch und szintigraphisch finden sich die Zeichen wie bei der aseptischen Prothesenlockerung. Als Folge der septischen Prothesenlockerung kann sich eine girlandenförmige Knochenresorption mit Periostreaktion und Zerbröckeln des Knochenzements entwickeln.

Weichteilaktivität oder eine Fistelung weisen ebenfalls auf eine septische Prothesenlockerung hin [2]. Bei einer septischen Lockerung sind bakterielle Proteasen und die Abwehrleistung aktivierter Makrophagen beteiligt, die die Lockerung über verschiedene Mediatoren induzieren [7].

Die Unterscheidung einer aseptischen von einer septischen Prothesenlockerung ist klinisch, radiologisch und laborchemisch nicht immer einfach. Ein negativer Keimnachweis eines Punktats bei Verdacht auf septische Prothesenlockerung schließt ein bakterielles Geschehen

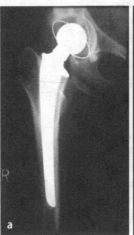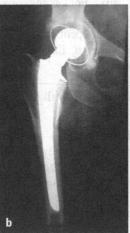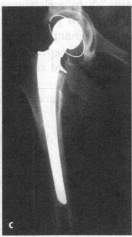

Abb. 3.16. Mehrjähriger Verlauf einer Pfannenlockerung bei einer 69-jährigen Patientin. **a** 1996, **b** 2000, **c** 2003.

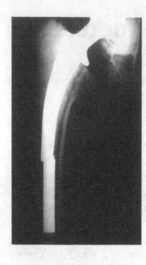

Abb. 3.17. Schaftlockerung rechts mit Bruch bei einem 80-jährigen Patienten.

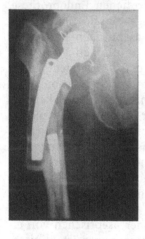

Abb. 3.18. Langjährige, unbemerkte Prothesenlockerung mit Schaftbruch und Schaftauswanderung (19 Jahre nach Erstimplantation) bei einer 77-jährigen Patientin.

nicht immer aus. Es stellte sich die Frage, ob das Verteilungsmuster der immunkompetenten Zellen im Interfacegewebe bei aseptisch und septisch gelockerten Endoprothesen solche Unterschiede aufweist, die die Differenzierung aseptisch/septisch erleichtert. Da Makrophagen eine Schlüsselstellung im Lockerungsprozess einnehmen [3, 5], wurden unterschiedliche Makrophagenantigene in Gewebeproben aus aseptisch und septisch gelockerten Endoprothesen bestimmt und verglichen.

Es wurden dazu die folgenden Antikörper eingesetzt:

CD14   Der Antikörper CD14 stellt einen allgemeinen Makrophagenmarker dar. Er bindet an über 90% der peripheren Makrophagen, seltener an Granulozyten und nie an Lymphozyten, Thrombozyten und Erythrozyten.

27E10   27E10-positive Makrophagen finden sich nur in akuten Entzündungen.

RM3/1   Der Antikörper RM3/1 reagiert in vivo mit Subpopulationen gewebeständiger Makrophagen. Diese Makrophagen sind vor allem während der abklingenden Phase der Entzündungsreaktion anzutreffen (chronische Entzündung).

MRP8   Der Antikörper MRP8 bindet an 20% der frisch isolierten Makrophagen und Granulozyten, nicht aber an Lymphozyten oder Thrombozyten. In Entzündungen sind MRP8-positive Makrophagen besonders in der akuten Phase anzutreffen.

MRP14   Der Antikörper MRP14 bindet an Makrophagen und Granulozyten, nicht jedoch an andere Blutzellen. In Entzündungen sind MRP14-positive Makrophagen besonders in der frühen Phase anzutreffen.

CD68   Dieser Antikörper erkennt das Antigen CD68, das auf einer Reihe von Zellen zu finden ist, so z.B. auf Makrophagen, von Kupfer-Sternzellen, in Lungenalveolen und im Knochenmark. CD68-positive Makrophagen sind in einem aktivierten Zustand.

CD11B   Dies ist ein inflammatorischer Marker.

CD18   Dieser Antikörper bindet an das CD18-Molekül, das auf allen Leukozyten exponiert wird. Das Antigen CD18 soll ein Migrationsfaktor für andere antigentragende Makrophagen sein.

CD80 (B7-1)   Dieses Antigen ist auf Makrophagen und Zellen der B-Zell-Reihe zu finden. Der CD80-positive Makrophage gibt Aufschluss über eine B-Zell-Aktivierung.

CD86 (B7-2)   Der Antikörper CD86 erkennt ein Oberflächenprotein, das auf Makrophagen und aktivierten T-Zellen zu finden ist. CD86 kann eine wichtige Rolle bei der Co-Stimulation von T-Zellen bei primärer Immunantwort spielen. Der positive Nachweis ergibt somit einen Hinweis auf die T-Zell-Aktivierung.

MAC3   Der Antikörper MAC3 ist für residente Gewebemakrophagen spezifisch. Ein Verlust der MAC3-Reaktivität findet sich in vivo bei der Differenzierung eines Makrophagen zu einem osteoklastischen Makrophagen.

RFD1   Der Antikörper RFD1 ist für Antikörperstimulierende Zellen spezifisch.

RFD7   Der Antikörper RFD7 ist für Antikörpersupprimierende Zellen spezifisch.

HLA-DR Der Antikörper HLA-DR bindet an ein Antigen, das zur Exprimierung anderer Antigene notwendig ist, da es die Prozessierung von Antigenen in Makrophagen ermöglicht.

In allen Gewebeproben, d.h. sowohl in denen einer aseptischen als auch septischen Lockerung, gelang der Nachweis von funktionell aktiven CD14- und CD68-positiven Makrophagen sowie inflammatorischen Makrophagensubtypen (RM3/1-positiv) und CD18-positiven Leukozyten. In allen aseptischen und nahezu allen septischen Gewebeproben wurden MAC3-positive Gewebemakrophagen mit osteoblastischer Makrophagenaktivität und RFD1-positive, Antikörperstimulierende Zellen nachgewiesen. Neben den RM3/1-positiven Makrophagen waren in einem Teil der aseptischen und septischen Gewebeproben gleichzeitig 27E10-C(MAP8+/ MAP14+)-positive inflammatorische Makrophagen nachweisbar.

Unterschiede in den Gewebeproben aus dem Interface aseptisch und septisch gelockerter Prothesen fanden sich hingegen bei folgenden Funktionen. Es gelang ein deutlicher Nachweis CD11B-positiver, inflammatorischer Zellen in allen septischen Proben. Hingegen lag ein Fehlen oder nur ein schwacher Nachweis in der Mehrzahl der aseptischen Proben vor. Der Antikörper CD11B bindet an der Oberfläche sowohl von Makrophagen als auch von Granulozyten.

In allen septischen Proben gelang der Nachweis HLA-DR-positiver, zur Antigenexpression fähiger Makrophagen. In den aseptischen Proben war eine HLA-DR-Expression entweder nicht nachweisbar oder im Durchschnitt schwächer ausgeprägt. In den aseptischen Gewebeproben war häufiger eine mäßige CD80-(B7-1-)Expression als Hinweis auf eine erfolgte B-Zell-Aktivierung festzustellen als in den septischen Proben.

Somit fanden sich im Interfacegewebe sowohl aseptisch als auch septisch gelockerter Endoprothesen funktionstüchtige immunkompetente Zellen. Es liegen aber Unterschiede bzw. unterschiedliche Ausprägungen in einzelnen Funktionen dieser Zellen vor. So bedeutet der klare Nachweis CD11B-positiver inflammatorischer Zellen und HLA-DR-positiver Zellen eine septische Lockerung, der Nachweis von CD80-positiven Zellen hingegen ein aseptisches Geschehen.

▌ Literatur

1. Athanasou N, Pandey R, de Steiger R, Crook D, McLardy-Smith P (1995) Diagnosis of infection by frozen section during revision arthroplasty. J Bone Joint Surg (Br) 77-B:28–33
2. Dihlmann W, Dihlmann S, Hering L (1991) Radiologische Diagnostik der Lockerung und Infektion bei zementierten Totalendoprothesen. Radiologe 31:496–505
3. Gravius S, Mumme T, Delank KS, Eckardt A, Maus U, Andereya S, Hansen T (2007) Immunhistochemische Analyse periprothetischer Osteolysen aseptischer Hüftprothesen-Lockerungen. Z Orthop Unfallchir 145:169–175
4. Horowitz SM, Rapuano BP, Lane JM, Burstein AH (1994) The interaction of the macrophage and the osteoblast in the pathophysiology of aseptic loosening of joint replacements. Calcif Tissue Int 54: 320–324
5. Ishiguro N, Kojima T, Ito T, Saga S, Anma H, Kurokouchi K, Iwahori Y, Iwase P, Iwata H (1997) Macrophage activation and migration in interface tissue around total hip arthroplasty components. J Biomed Mat Res 35:399–406
6. Murray D, Rushton N (1990) Macrophages stimulate bone resorption when they phagocystose particles. J Bone Joint Surg (Br) 72-B:988–992
7. Rhodes N, Hunt J, Williams D (1997) Macrophage subpopulation differentiation by stimulation with biomaterials. J Biomed Mat Res 21:481–488
8. Rudzki Z, Oftinowski J, Stachura J (1996) The histological appearance of the periprosthetic capsule in failed total hip arthoplasty differs depending on the presence of polyethylene acetabulum destruction, iliac bone damage and presence of infection. Pol J Pathol 47:19–25

4 Knochen-Implantat-Interface: Bessere Prothesenstandzeit durch Beschichtung?

Makro- und Mikrostrukturierung bei zementfreien Hüft-TEP – Vor- und Nachteile

A. ROTH, K. SANDER

Zementfreie Endoprothesen müssen, um die Kriterien Stabilität und Biokompatibilität mit Anwachsen von Knochen an die Prothese zu gewährleisten, bestimmte mechanische und biologische Anforderungen erfüllen. Mechanische Anforderungen sind unter anderen die statische und dynamische Festigkeit. Ein wesentlicher Parameter zur Erfüllung der mechanischen Anforderungen ist der gewählte Werkstoff. Nach jahrzehntelangem Einsatz von Endoprothesen haben sich dabei besonders zwei Legierungen bewährt, die Kobaltbasislegierung (CoCrMo) und die Titanlegierung ($TiAl_6V_4$). Unter den biologischen Anforderungen lassen sich der Chemismus von Oberflächen und elektrochemische Eigenschaften zusammenfassen. Weiterhin sind Oberflächenstrukturierungen und Oberflächenbeschichtungen, Korrosionsbeständigkeit, ein minimaler Verschleiß, Alterungsbeständigkeit und Langzeitstabilität wichtig.

Grundsätzlich wird in der zementfreien Endoprothetik eine hohe Primärstabilität angestrebt. Diese ist sowohl am Prothesenstiel als auch an der Prothesenpfanne Voraussetzung für eine hohe Sekundärstabilität. Bei der Vielzahl an Herstellern, die verschiedenste Konzepte der Verankerung und damit der geometrischen Formgebung realisieren, sind heute meist Lösungen im Sinne einer individuellen Anpassung an die anatomischen Gegebenheiten der Patienten möglich. Dabei werden jedoch immer grundsätzliche Anforderungen bezüglich Makro- und Mikrostrukturierung zu erfüllen sein, um eine möglichst lange Standzeit der Prothesen zu erreichen.

Eine Reihe von Formelementen charakterisieren die Makrostruktur von Prothesen. Sie beschreiben die groben Strukturen eines Materials und sich daraus ergebende Implantatformen. Die Formelemente der Makrostruktur dienen der Vergrößerung der Oberfläche der Prothesen und der mechanischen Verzahnung von Implantat und Knochen. Sie tragen zu einer verbesserten Primärstabilität der Prothese bei, indem sie zu einer Reduktion von Mikrobewegungen, geringer Spaltbildung zwischen Implantat und Knochen, der Reduzierung von Spannungsspit-

zen und somit zu einer optimalen Kraftübertragung auf den Knochen führen. Geringe Relativbewegungen zwischen Implantat und Knochen, eine strukturierte und poröse Oberfläche des Implantates mit einer bestimmten Porosität und Porengröße sowie geringe Grenzflächenspaltbildung sind wesentliche Anforderungen für eine erfolgreiche Osteointegration [9, 12]. Das heißt, die Makrostruktur allein ist sowohl bei den Prothesenstielen als auch bei den Prothesenpfannen nicht ausreichend, um die Primärstabilität zu gewährleisten. Diese kommt durch einen Kraft- oder Reibeschluss [6] zustande, welcher durch eine große Rauheit der Oberfläche der Prothesen erreicht wird. Letzteres wird durch die Mikrostruktur gewährleistet.

Makrostruktur

Vor allem die grobe Oberflächenstruktur von Prothesen wird im weitesten Sinne als Makrostruktur bezeichnet. Zu den Formelementen der Makrostruktur zählen am Prothesenstiel zunächst eine breite Palette von Durchmessern und Längen für jeden einzelnen Prothesentyp. Für das äußere Design existieren Rechts-links-Prothesen, anatomisch geformte Prothesen, Geradschaft- oder gebogene Prothesen, Prothesen mit konischer Formgebung sowie Prothesen mit und ohne Kragen. Es gibt außerdem Stiele, die einen runden oder einen eckigen Querschnitt aufweisen sowie Prothesen mit Finnen oder Tragrippen, Kanten, Aussparungen, Löchern und Gewinden.

Je nach gewähltem Design kommt es daher zu einer weiter proximal oder einer weiter distal gelegenen Verankerung des Prothesenstiels mit entsprechend veränderter Krafteinleitung. Die Einarbeitung von Rillen distal oder die Schlitzung des distalen Stiels dienen der Minderung der Steifigkeit, ebenfalls mit dem Ziel einer reduzierten distalen Kraftübertragung auf den Knochen.

Weitere wichtige Größen sind das Offset und der CCD-Winkel. Mit der richtigen Wahl dieser Parameter kann eine optimale Wiederherstellung der ursprünglichen anatomischen Gelenkgeometrie und damit die Voraussetzungen für eine optimale Belastung des Hüftgelenks erreicht werden.

Für die Implantation von zementfreien Prothesenpfannen haben sich zwei Systeme etabliert:
▊ Pressfit-Pfannen und
▊ Schraubpfannen.

Beide Systeme bestehen prinzipiell aus einer Metallschale und einem Einsatz (Inlay) aus Polyethylen, Keramik oder Metall. Für eine stabile Verankerung der Pfannen spielen besonders die Außenform der Schale, das Vorhandensein möglicher Stabilisatoren und auch hier die Gestaltung der Oberfläche eine Rolle.

Das Prinzip der Pressfit-Pfannen besteht darin, dass eine äquatorial überdimensionierte oder eine größere Schale in das kleiner aufgefräste Azetabulum gepresst wird [6]. Dieses sog. Druckknopfprinzip gewährleistet die Primärstabilität. Es führt zu einer Lastübertragung peripher im superioren, dem posteroinferioren und dem anteroinferioren Abschnitt des Azetabulums [13]. Für Pressfit-Pfannen existieren folgende Außenformen: sphärisch (hemisphärisch), sphärisch abgeflacht, konisch, parabolisch, elliptisch, unrund mit mehrfachen Radien.

Für eine bessere Verklemmung sowie eine Kipp- und Rotationsstabilisierung kommen weitere Verankerungselemente zur Anwendung [5, 6]: Ringe, Nuten, Rippen, Zapfen, Spikes, Verzahnungen, Schrauben.

Bei den Schraubpfannen gewährleistet das Gewinde die Primärstabilität. Die Außenkontur der Pfannen kann folgendermaßen gestaltet sein: konisch; konisch, Pol abgeflacht; konisch-abgestuft; konisch-sphärisch; sphärisch; sphärisch, Pol abgeflacht; asphärisch; asphärisch, Pol abgeflacht; zylindrisch; zylindrisch-sphärisch; zylindrisch-konisch; parabolisch; diesen Formen ähnlich.

Als Gewindeprofile werden Spitz-, Trapez-, Sägen-, Rund-, Flach- und kombinierte Gewinde angewendet [7]. Die Gewindegestaltung kann in selbst- und nicht selbstschneidende Gewinde unterteilt werden. Die meisten Pfannentypen weisen jedoch ein selbstschneidendes Gewindeprofil auf. Alternativ muss ein Gewinde ins Aze-

tabulum vorgeschnitten werden. Das Eindrehverhalten ist dabei wesentlich von der Gewindegeometrie abhängig. Hier gibt es eine große Palette an Lösungen, was sich in einer Vielzahl an Zahnformen widerspiegelt.

Unterschiedliche Schraubpfannenkonstruktionen erzeugen spezifische Spannungsmuster, Verformungen und Bewegungstendenzen. Die unmittelbar postoperative Spannungsverteilung im knöchernen Implantatlager entscheidet über die endgültige Implantatintegration und somit letztlich über die Sekundärstabilität [14]. Das hebt die Bedeutung der Gestaltung der Schraubpfannenkonstruktion hervor.

Mikrostruktur

Für die Sekundärstabilität ist die Osteointegration entscheidend. Sie gilt als Grundvoraussetzung für ein gutes Langzeitergebnis des Implantats [3]. Diese hängt von der Gestaltung der Oberfläche der Prothese, der sog. Mikrostruktur, ab. Die Mikrostruktur beschreibt die Oberflächenrauheit und -porosität, erhalten durch die Oberflächenstruktur oder -beschichtung mit einer bestimmten Partikelgröße. Damit wird dem Knochen eine größere Integrationsfläche geboten [1]. Das gilt sowohl für Stiele als auch für Pfannen. Eine Mikrostruktur ist aber auch Voraussetzung für die Primärstabilität, indem durch eine bestimmte Rauigkeit ein Kraft- bzw. Reibeschluss verursacht wird, der die Prothese stabilisiert. Ein vollständiger Grenzflächenkontakt mit Spalten < 2 mm ist eine wichtige Voraussetzung für das Einwachsen. Die Oberflächengestaltung im Sinne einer Mikrostruktur kann den gesamten Stiel (Vollstrukturierung) oder aber nur proximale Teile (Teilstrukturierung) betreffen [2]. Je nach Ausdehnung der Beschichtung von proximal nach distal kommt es in der Folge zu einer entsprechenden knöchernen Fixierung mit weiter proximal oder distal gelegener Krafteinleitung. Durch Polieren der distalen Anteile von Prothesenstielen soll beispielsweise die knöcherne Integration und somit die Kraftübertragung in diesem Bereich reduziert werden.

Die Mikrostruktur wird durch Sintern, Gießen oder mechanisches Aufbringen gestaltet [11], weiterhin durch mechanisches oder chemi-

Tabelle 4.1. Ausgewählte Beispiele für Beschichtungsmöglichkeiten [4]

Pfanne	Beschichtung	Ra	Porosität/ Kugelgröße	Porengröße
ABG II	Titanplasmaspray + HA	5 µm		
Alpha Cera Fit	Titanplasmaspray + CaP (Bonit)	22 µm	25–45%	50–200 µm
Argocup	aufgesinterte Titankugeln (Starcoat)	–	Kugelgröße 250–355 µm	200 µm
Duraloc	aufgesinterte Titankugeln (Porocoat)	27 µm	Kugelgröße 250 µm	250 µm
Fitmore	Titangitter (Sulmesh)	–	65%	400–600 µm
Trilogy	Titannetz (Fiber-Mesh)	27 µm	40%	150–200 µm
Reflection	aufgesinterte Titankugeln (Rough Coat)	170 µm	20–40%	–

Ra = arithmetischer Mittenrauwert.

Tabelle 4.2. Porosität und Porengröße [9]

	Porengröße	Porosität
Spongiosa Metal	500–2000 µm	~60%
Poro-Metal (Judet)	200–2000 µm	50–70%
Madrepore-Mini (PCA)	200–300 µm	~35%
Madrepore-Macro (Lord)	400–500 µm	35–50%
Fiber-Mesh (Harris-Galante)	350–400 µm	~50%
Plasmapore (PM)	20–200 µm	25–50%

sches Anrauen. Möglichkeiten der Oberflächengestaltung bei Prothesenstielen und Pressfit-Pfannen sind (Tab. 4.1):

▮ Aufrauen der Oberfläche (z. B. Korundstrahlen, Elektroerodieren, Laserstrukturieren),
▮ Aufbringen von Plasmaspray,
▮ Aufbringen von Titannetzen (Fiber mesh, Sulmesh),
▮ Titanpulverbeschichtung (Warmpressen),
▮ Aufbringen von dreidimensionalen Gitterkonstruktionen (Spongiosa Metal II),
▮ Aufbringen einer Reintitan-Kugelbeschichtung (Porocoat, Starcoat).

Bei Schraubpfannen kommen z. B. folgende Verfahren zur Anwendung:

▮ Aufrauen der Oberfläche (Korund- oder Glaskugelstrahlen),
▮ Aufbringen von Plasmaspray.

Eine Vergrößerung von Oberflächen wird auch durch eine bestimmte Porengröße und die sog. Po-

rosität erreicht (Tab. 4.1 und 4.2). Eine passende Porengröße zwischen 100 und 400 µm ist ein wichtiger Parameter für das Einwachsverhalten. Ein Optimum der Porosität wird bei 40–65% erreicht.

Die Beschichtung der Prothesenoberfläche mit Hydroxylapatit (HA) als bioaktivem Werkstoff dient dazu, das Knochenwachstum (osteokonduktive Wirkung) zu stimulieren. Dies geschieht in der Regel in Verbindung mit Plasmaspray, auf welches das HA aufgebracht wird. Dabei werden je nach Hersteller Werte für den arithmetischen Mittenrauwert (Ra) von 3–35 µm angegeben [5]. Die im Plasmasprayverfahren aufgebrachte HA-Schicht hat eine Dicke von bis ca. 200 µm, eine geringe Löslichkeit und eine hohe Kristallinität.

Prothesenstiele

Anhand einiger Beispiele von Prothesenstielen lassen sich unterschiedliche Gestaltungen von Makro- und Mikrostruktur schildern, die alle eine gute Primär- und Sekundärstabilität gewährleisten und dabei eine weit proximal gelegene Krafteinleitung anstreben.

Der **Mayo-Stiel** (Abb. 4.1) zählt zu den Kurzstielen. Er wird im Rest des Schenkelhalses und in der Metaphyse des Femurs pressfit verankert. Die Primärstabilität wird durch eine Dreipunktfixation des Stiels im Knochen gewährleistet. Die Sekundärstabilität wird erreicht durch die Osteointegration im Bereich der Fiber-Mesh-Be-

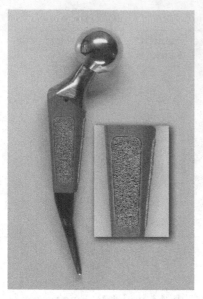

Abb. 4.1. Mayo-Stiel, Fa. Zimmer
(Stiel mit Fiber-Mesh-Schicht).

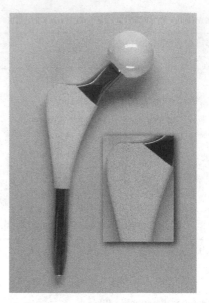

Abb. 4.3. Future Hip, Fa. DePuy
(Stiel mit Plasmaspray und HA-Beschichtung).

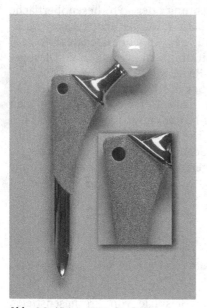

Abb. 4.2. Vision 2000, Fa. DePuy
(Stiel mit Porocoat-Schicht).

schichtung. Eine zusätzliche HA-Beschichtung zur beschleunigten Osteointegration wird angeboten.

Der **Vision-2000-Stiel** (Abb. 4.2) ist proximal mit einer Porocoat-Schicht versehen, der gesamte distale Stiel ist poliert. Die Stielspitze dient lediglich der orthograden Ausrichtung der Prothese bei der Implantation und nicht der Fixierung.

Um das primäre Pressfit zu unterstützen, besitzt die Prothese im ventralen Teil des proximalen Prothesenkörpers ein Aufmaß von 1,5 mm im Vergleich zur Prothesenraspel. Auch dies zielt auf eine proximale Verankerung. Durch die Realisierung einer 10° Antetorsion soll ein größeres Bewegungsausmaß erreicht werden. Daher gibt es rechte und linke Prothesen.

Die Stielform der **Future Hip** (Abb. 4.3) ist charakterisiert durch einen relativ breiten proximalen Prothesenkörper, der den Trochanter major teilweise ausfüllt. Dies soll die Kraftübertragung in die Metaphyse des Femurs verbessern. Es ist lediglich die proximale Hälfte des Stiels mit Plasmaspray und HA beschichtet. Nach dem Resorbieren der HA-Beschichtung als Katalysator für schnelles Knocheneinwachsen verankert sich der Knochen in der rauen Titanplasmaschicht. Die polierte distale Hälfte der Prothese dient ebenfalls lediglich zur Positionierung bei der Implantation.

Der **Meridian-Stiel** (Abb. 4.4) ist ein gerader, proximal porös mit Kugeln beschichteter Schaft, der den proximalen Femurmarkraum ausfüllt und dessen Steifheit im distalen Bereich durch Schlitzung reduziert ist.

Spongiosa Metal II besteht aus sog. Tripoden (Abb. 4.5), die eine dreidimensionale Gitternetzstruktur entsprechend der knöchernen Spongiosastruktur bilden [4, 8, 10]. Es wird verwendet zur Gestaltung der Oberflächen bei Prothesen-

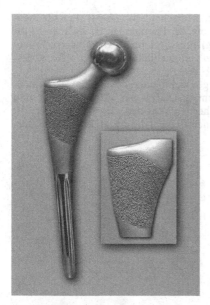

Abb. 4.4. Meridian, Fa. Stryker Howmedica (Stiel mit Kugelbeschichtung).

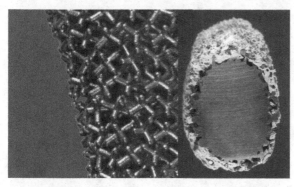

Abb. 4.5. Detail- und Schnittaufnahme von Spongiosa Metal II (mit freundlicher Genehmigung der ESKA Implants GmbH & Co.).

stielen und -pfannen und gewährleistet optimale Bedingungen für die Primärstabilität. Die dreidimensionale, interkonnektierende, offenmaschige Oberflächenstruktur wird im weiteren Verlauf nach der Implantation schnell und vollständig vom Knochen durchwachsen [8] und führt somit zu einer guten Sekundärstabilität.

Fazit

Die Vorteile der Makrostruktur liegen besonders in der Formgebung und der äußerlichen Gestaltung der Prothese, welche die Voraussetzungen im Sinne einer guten Primärstabilität bieten. Die Primärstabilität ist wiederum Grundlage für die Sekundärstabilität, weil minimale Relativbewegungen reduziert werden. Die alleinige Makrostrukturierung von Endoprothesen hat sich nicht bewährt; erst in Kombination mit einer geeigneten Mikrostruktur führt die Makrostruktur zu den gewünschten Reibungskräften, welche die Primärstabilität garantieren. Die Mikrostruktur gestattet zudem das Einwachsen stabiler vaskularisierter Trabekel und somit die knöcherne Integration der Prothese als Voraussetzug für die Sekundärstabilität.

▌ Literatur

1. Ascherl R, Erhardt W, Kerschbaumer S, Schmeller ML, Gradinger R (2006) Grundlagen. Tierexperimentelle Untersuchungen. In Gradinger R, Gollwitzer H: Ossäre Integration. Springer, Berlin
2. Breusch SJ, Aldinger PR, Thomsen M, Ewerbeck V, Lukoschek M (2000) Verankerungsprinzipien in der Hüftendoprothetik. Teil 1: Prothesenstiel. Unfallchirurg 103:918–931
3. Breusch SJ, Aldinger PR, Thomsen M, Lukoschek M, Ewerbeck V (2000) Verankerungsprinzipien in der Hüftendoprothetik. Teil 2: Pfannenkomponente. Unfallchirurg 103:1017–1031
4. Decking J, Rosendahl T, Decking D (1999) Proximale Verankerung von Hüftendoprothesen mit poröser Oberfläche: 6-Jahres-Ergebnisse. Z Orthop 137:108–113
5. Effenberger H, Imhof M (2002) Zementfreie Hüftpfannen: Implantat Atlas. MCU, Grieskirchen
6. Effenberger H, Imhof M, Witzel U (2004) Form und Modularität der Pressfitpfannen. In Effenberger H, Zichner L, Richolt J (Hrsg) Pressfitpfannen: Grundlagen, Ergebnisse – Konzepte, Qualitätssicherung. MCU, Grieskirchen, S 29–55
7. Effenberger H, Imhof M, Witzel U (2004) Form, Material und Modularität der Schraubpfannen. In Effenberger H: Schraubpfannen. State of the art. MCU, Grieskirchen, S 47–76
8. Grundei H (2006) Geschichtliche Entwicklung der Endoprothetik und der Fixation durch Spongiosa-Metal®. In Gradinger R, Gollwitzer H: Ossäre Integration. Springer, Berlin, S 2–13
9. Kienapfel H (1994) Grundlagen der zementfreien Endoprothetik. Demeter, Gräfelfing
10. Kinner B, Willmann G, Storz S, Kinner J (1999) Erfahrungen mit einer Hydroxylapatit-beschichte-

ten, makroporös strukturierten Hüftendoprothese. Z Orthop 137:114–121

11. Schmotzer H, Ulrich S (2004) Technische Grundlagen zu Oberflächen und Beschichtungen orthopädischer Implantate. In Effenberger H: Schraubpfannen. State of the art. MCU, Grieskirchen, S 21–26

12. Schreiner U, Scheller G (2004) Grundlagen der Osseointegration von Hüftpfannenimplantaten. In Effenberger H, Zichner L, Richolt J (Hrsg) Pressfitpfannen: Grundlagen, Ergebnisse – Konzepte, Qualitätssicherung. MCU, Grieskirchen, S 57–61

13. Widmer KH, Morscher EW (2004) Pressfit-Pfannenverankerung. In Effenberger H, Zichner L, Richolt J (Hrsg) Pressfitpfannen: Grundlagen, Ergebnisse – Konzepte, Qualitätssicherung. MCU, Grieskirchen, S 29–55

14. Witzel U, Rieger W, Effenberger H (2004) Dreidimensionale Spannungsanalyse bei Schraubpfannen und ihren knöchernen Lagern. In Effenberger H: Schraubpfannen. State of the art. MCU, Grieskirchen, S 77–86

Hydroxylapatitbeschichtete Endoprothesen – experimentelle Untersuchungen und klinische Erfahrungen

A. A. KURTH

Der Einsatz von Endoprothesen in Deutschland nimmt, durch eine Indikationserweiterung auf jüngere Patienten und durch eine alternde Population zu. Zurzeit werden etwa 200 000 Hüften, 120 000 Knie und ca. 60 000 andere Gelenke mit Kunstgelenken versorgt. Insgesamt geht die Tendenz klar zu zementfreien Implantaten in der Versorgung der Patienten mit Arthrosen.

Hydroxylapatitbeschichtungen (HA-Beschichtungen) für zementfreie Endoprothesen wurden 1985 von Furlong und 1986 von Geesink eingeführt (Abb. 4.6). Seit dieser Zeit sind unzählige Studien und Erfahrungsberichte über Hydroxylapatitbeschichtungen (HA) in der internationalen Literatur erschienen.

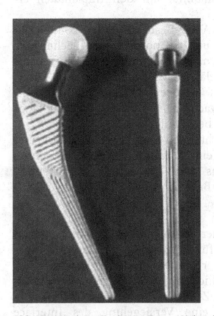

Abb. 4.6. Furlong-Prothese. Erste HA-beschichtete Prothese im klinischen Einsatz (1985).

Grundlagenerkenntnisse und präklinische experimentelle Untersuchungen

Hydroxylapatite ($Ca_{10}[PO_4]_6[OH]_2$), Tetracalciumphosphate und Tricalciumphosphate ($Ca_3[PO_4]_2$) kommen aus der Familie der Calciumphosphatkomposite. Tricalciumphosphat findet sich mit einem Anteil von weniger als 5% in Hydroxylapatitbeschichtungen (HA). Ist mehr als 5% und weniger als 40% enthalten, wird das Komposit als Hydroxylapatit-Tricalciumphosphat-Beschichtung (HATCP) bezeichnet.

HA und HATCP werden im sog. Plasma-Sprayed-Verfahren auf die Oberflächen von Endoprothesen aufgebracht. Dazu werden Calciumphosphatpartikel erhitzt und in einem Luftstrom beschleunigt auf das Implantat aufgespritzt. Dadurch bildet sich schrittweise die Beschichtung auf der Oberfläche.

Es konnte gezeigt werden, wie wichtig es für ein konstant gutes Ergebnis ist, dass HA-Beschichtungen eine geringe Porosität, hohe kohä-sive Stärke, gute Adhäsion zum Substrat, moderate bis hohe Kristallinität und eine hohe chemische und phasische Stabilität aufweisen [45].

Wissenschaftliche Vergleiche von In-vitro- und In-vivo-Eigenschaften von HA-Beschichtungen sind schwierig, wenn die Beschichtungseigenschaften nicht definiert sind. Zum Beispiel erbrachte der Vergleich von sechs verschiedenen kommerziellen HA-Beschichtungen in Bezug auf das Löslichkeitsverhalten im selben Medium sehr unterschiedliche Ergebnisse – und alle wurden als Hydroxylapatit bezeichnet [30].

Die Porosität ist eine wichtige Determinante für die Löslichkeit des HA [47].

Die meisten aktuell hergestellten und vertriebenen Plasma-Sprayed-Beschichtungen haben eine Schichtdicke von 50–75 µm und sind stabiler als dickere Beschichtungen. Diese haben unter Laborbedingungen die Tendenz Stressfrakturen unter Krafteinwirkung zu entwickeln [19, 46, 48]. Trotzdem werden seit Jahren kommerzielle Beschichtungen verwendet, die zwischen 150 und 200 μm dick sind und im klinischen Alltag keine nachweislichen Probleme erbrachten [17].

Das Substratmaterial (Gegenmaterial) ist in der Regel Titan oder Titanlegierungen, bei einigen Knieimplantaten auch die Kombination mit Kobalt-Chrom. Diese Metalle weisen eine aufgeraute Oberfläche auf, die eine verbesserte Adhäsion und Stabilität auf den Implantaten erbringt.

HA- und HATCP-Beschichtungen können auf nicht-porösen und auf porösen Oberflächen verwendet werden. Knochenformation auf nicht-porösen Oberflächen wird als „ongrowth" (aufwachsen), auf porösen Oberflächen als „ingrowth" (einwachsen) bezeichnet; beide Phänomene können beobachtet werden.

HA-Beschichtungen sind osteokonduktiv und stellen damit eine Struktur für das Einwachsen des Knochens dar. In einem Knochenbett können diese Beschichtungen den Knochen stimulieren, eine Lücke zwischen Implantat und Knochen von >1 mm zu überbrücken und selbst bei einer Mikrobewegung von >500 μm die Lücke zu füllen [38. 39]. Interface-Mikrobewegungen über diesem Bereich können auch mit HA-Beschichtungen nicht effektiv stabilisiert werden. Zusätzlich bewirkten die HA-Beschichtungen eine Versiegelung des Interface zwischen Knochen und Implantat und verhinderten dadurch die Ausbreitung von Polyethylenabrieb entlang dem Implantat [32]. Des Weiteren konnten gerade in osteokatabolen Situationen, wie einer simulierten Osteoporose oder in einem Revisionstiermodell, eine Knochenformation um das Implantat verbessern [2, 3, 21, 25, 40].

Weitere Tieruntersuchungen konnten in einem Kurzzeitversuch mit HATCP eine Beschleunigung der Knochenapposition und das Einwachsen in das Implantat zeigen. Derselbe Versuch, als Langzeitversuch, erbrachte bei den verwendeten Methoden („push-out test") keine Unterschiede zwischen beschichteten und unbeschichteten Implantaten [44].

Mit der gleichen Methode ergab sich in einem transkortikal-intramedullären Hundemodell kein Unterschied zwischen HA und HATCP auf einer Titanlegierung nach 12 und 24 Wochen [25]. In diesen Versuchen war das HA nachweislich stabil und HATCP zeigte deutliche Auflösungen und Freisetzung von Partikeln vom Implantat.

Eine Knochenformation in Verbindung mit HA-Beschichtungen beginnt mit der Oberflächenauflösung von HA. Dabei werden Calcium- und Phospat-Ionen in den Raum um das Implantat freigesetzt. Das HA bindet Serumproteine und Integrinrezeptoren, die es Osteoblasten erlaubt, an die Oberfläche zu binden [31].

Knochenanwachsungen entwickeln sich durch ihre initiale Auflösung und die Freisetzung von Calciumionen schneller bei geringerer Kristallinität der Beschichtung [10]. Die Auflösung der Oberfläche stellt damit die treibende Kraft für die Knochenformation dar, der Effekt der Oberflächenrauigkeit für die Knochenapposition wird kontrovers diskutiert. Es ist seit langem bekannt, dass eine rauere Oberfläche eine stabilere Situation am Interface schafft als eine glattere Oberfläche [8]. Die Oberflächenrauigkeit ist ohne Zweifel eine Determinante der Stabilität im Interface zwischen Knochen und Implantat, wenn die Oberfläche eng am Knochen anliegt. Aber um Implantate herum finden sich vielfach Lücken und größere Abstände zum Knochen und es besteht häufig eine Mikrobewegung nach der Implantation. Unter diesen Voraussetzungen ist die osteokonduktive Natur von HA-Beschichtungen ein wichtiger Faktor für die Knochenapposition und Stabilität an der Grenzschicht zwischen Implantat und Knochen.

Zusammenfassend haben viele präklinische experimentelle Untersuchungen zeigen können, dass HA-Beschichtungen die Stabilität von nicht-porösen Implantaten durch Unterstützung der frühen Knochenformation und Knochenanbau an das Implantat verbessern, sogar bei größerem Abstand und Instabilität des Implantats. HATCP-Beschichtungen scheinen geringere Langzeiteffekte zu haben, sind aber günstiger in Bezug auf die frühe Knochenformation. Für das Anwachsen von Knochen ist die chemische Zusammensetzung und die Kristallinität der HA-Beschichtungen ein wichtiger Faktor, da ein Gleichgewicht zwischen Langzeitstabilität der Beschichtung und dem kurzfristigen Freisetzen von Ionen aus der Beschichtung für die Initiierung der Knochenformation erreicht werden muss.

In der verfügbaren Literatur gibt es keinen klaren Hinweis, welche Kombination der Beschichtung die besten klinischen Ergebnisse erbringt. Aus diesem Grund müssen die klinischen Erfahrungen mit HA-Beschichtungen und spezifischen Designmerkmalen der Implantate zur Beurteilung herangezogen werden.

Klinische Erfahrungen mit HA-Beschichtungen bei Hüftendoprothesen

▪ Schaftendoprothesen

Erfahrungen mit HA-Beschichtungen in der Hüftendoprothetik existieren mittlerweile seit über 20 Jahren.

Der Furlong-Schaft (Abb. 4.6) wurde bereits 1985 mit einer kompletten Beschichtung von 200 µm Dicke implantiert [17]. Anfänglich wurde das HA im Plasma-Sprayed-Verfahren in Luft, später im Vakuum aufgetragen. Nach einer mittleren Nachuntersuchungszeit von 10 Jahren [8, 10, 18, 27] nach der Implantation zusammen mit einer zementierten PE-Pfanne bei 86 Patienten wurde keine Revision durchgeführt und wurden keine Lockerungssäume um die Implantate gefunden [27].

Geesink berichtete seine Ergebnisse nach einer Standzeit von 11–13 Jahren für den Omnifit-HA-Schaft (Osteonics, Allendale, New Jersey) zusammen mit der Omnifit-HA-Pfanne bei 99 Patienten mit 118 endoprothetischen Versorgungen der Hüfte. Der Omnifit-Schaft verfolgt das Prinzip der metaphysären Verankerung und einer HA-Beschichtung im proximalen Drittel. Nach 12 Jahren wurde eine Überlebensrate von 97% der Schäfte und 93% der Pfannen ermittelt. Bei 70% der Implantate wurden Knochenresorptionen im Bereich des Kalkars gefunden, die auf Abriebpartikel zurückgeführt wurden. Die Lokalisation ist auch ein Hinweis für die Versiegelung der Knochen-Implantat-Grenze [18].

In den USA wurde eine Multizenterstudie mit demselben HA-beschichteten Implantat initiiert. 18 orthopädische Chirurgen haben zwischen 1988 und 1990 436 Omnifit-Prothesen mit verschiedenen zementfreien Pfannen implantiert. In die Studie wurde auch als Kontrolle ein „porous-coated"-Implantat eingebaut. Das mittlere Alter der Patienten war mit 50 Jahren recht jung.

Verschiedene Subgruppenanalysen wurden nach unterschiedlichen Standzeiten durchgeführt. Zum Beispiel wurden 8,1 Jahre nach der Implantation 316 Implantate (282 Patienten) analysiert; dabei wurde nur eine Revision eines Schaftes aufgrund einer aseptischen Lockerung gefunden (0,3%) [6]. Auch an dieser Serie konnte keine intramedulläre Osteolyse beobachtet werden.

Eine weitere Analyse untersuchte das Remodelling des Knochens um die Prothese bei 224 Schäften nach 6 Jahren. Es wurde neue Knochenformation als Zunahme der trabekulären Dichte und eine kortikale Hypertrophie gefunden. Dieses Muster wurde als Folge einer guten mechanischen Kraftweiterleitung vom Schaft zum Knochen gewertet. 1% aus dieser Serie musste wegen einer aseptischen Lockerung gewechselt werden [12].

Eine spätere Analyse des Knochenumbaus nach 10 Jahren von 314 Schäften stellte fest, dass der Knochenumbau in den ersten 5 Jahren um HA-beschichtete Implantate geschieht [13].

Eine weitere interessante Analyse aus dieser Kohorte ist die Gruppe der Patienten unter 40 Jahren nach 5 und 10 Jahren Standzeit. Mechanisches Versagen konnte nach 5 Jahren nicht gefunden werden und nach 10 Jahren lag es bei 0,9%. Osteolysen im proximalen Femur ohne klinische Relevanz wurden jedoch häufiger beobachtet als bei älteren Patienten (48 vs. 38%) [5, 7].

Publikationen von Ergebnissen mit HA-beschichteten Schäften finden sich für eine Reihe von Implantaten anderer Hersteller.

Die Corail-Prothese von Landos entwickelt und heute im Programm von DePuy ist ein Geradschaft aus einer Titanlegierung (Abb. 4.7). Die gesamte Oberfläche ist mit einem HA beschichtet, das in einer Dicke von 155 µm aufgetragen ist, einen Anteil von 97% HA, eine Kristallinität von über 50% und einer Porosität von < 10% aufweist. In einer Nachuntersuchung von 323 künstlichen Gelenken dieses Typs bei 276 Patienten fand sich nach 8–12 Jahren eine Revision aufgrund mechanischen Versagens am Interface [34].

In Australien und Europa wird die ABG-Prothese (Anatomique Benoist Girard, Howmedica) weit verbreitet eingesetzt und es besteht eine große Erfahrung mit diesem anatomischen Implantat mit einer HA-Beschichtung im oberen Drittel.

Die internationale multizentrische ABG Study Group hat eine prospektive Untersuchung bei 396 konsekutiven Implantationen in 10 Zentren durchgeführt und die Patienten nach 5 und nach 10 Jahren kontrolliert [43]. Drei Schäfte mussten revidiert werden, nach Lockerungen nach einer Fehlposition, einer Infektion und einem Oberschenkelschmerz.

Weitere Revisionen waren nach dem zweiten postoperativen Jahr nicht mehr zu sehen. In Be-

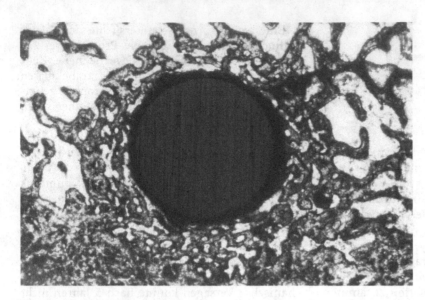

Abb. 4.7. Titanimplantat mit einer HA-Beschichtung. Es zeigt sich eine sehr gute Osteointegration des Implantats.

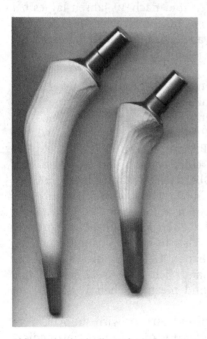

Abb. 4.8. Individuelle Hüftschäfte mit einer HA-Beschichtung (CTX, Orthopaedic Services, Mainhausen).

zug auf Knochenumbau wurden bis zum dritten Jahr Anzeichen eines Umbaus gefunden, über die gesamte Zeit keine Osteolysen intramedullär beobachtet [43].

In einer weiteren von vielen Untersuchungen zu diesem Implantat wurden 100 konsekutive ABG-Implantate nach einer Zeit von 6 Jahren nachuntersucht; dabei lag die Überlebensrate für den Schaft bei 100% und für die Pfanne 95% [35].

Eine eigene Untersuchung zum Überleben einer individuellen anatomischen HA-beschichteten Schaftprothese (CTX, Orthopaedic Services) bei komplizierten geometrischen Verhältnissen an der Hüfte zeigte bei 56 Patienten nach einer Standzeit von 40 Monaten keine Sinterung, keine intramedullären Osteolysen und eine gute Osteointegration (Abb. 4.8) [24].

Eine weitere Langzeitstudie ist eine 10-Jahres-Untersuchung von 100 Freeman Femoral Component (Finsbury Instruments and Corin), eine Schenkelhalsprothese mit einer HA-Beschichtung von 80–120 µm Dicke. Diese Studie ergab keinen Revisionseingriff, aber eine Prothese zeigte eine Schaftsinterung [37].

Verschiedene Studien haben HA-beschichtete und nicht beschichtete Implantate verglichen. In einer Studie wurde die Anatomic Hip Prosthesis (Zimmer) mit zwei HATCP-Beschichtungen in verschiedenen Bereichen der Prothese und einer nicht beschichteten Kontrolle verglichen. Es fand sich kein Unterschied zwischen den beschichteten Modellen, aber radiologisch waren beide beschichteten Modelle besser als die nicht beschichteten Kontrollen [36].

In einer prospektiven randomisierten klinischen Untersuchung wurden 62 Implantate mit einer HA-Beschichtung mit 27 desselben Modells ohne Beschichtung verglichen. Weder im Harris-Hip-Funktionsscore noch in Bezug auf das Überleben zeigte sich ein Unterschied zwischen den Implantaten [49].

Bei bilateralen Versorgungen mit einer S-ROM-Prothese (DePuy) wurde bei 24 Patienten die eine Seite mit einer HA-beschichteten

Prothese (50 µm Dicke) und auf der anderen Seite mit einer unbeschichteten Prothese versorgt. Nach 52 Monaten zeigten sich keine Unterschiede in Bezug auf Revisionen, Rehabilitation und Knochenumbau um die Prothese [29]. Von DePuy wurden weitere Untersuchungen mit unterschiedlichen Implantaten durchgeführt und es zeigte sich kein Unterschied [20, 23].

Zusammenfassend kann festgestellt werden, dass bei Schaftprothesen mit HA- und HATCP-Beschichtungen eine bessere Knochenformation um das Implantat und eine bessere sekundäre Schaftstabilität resultieren als bei nicht beschichteten Modellen. Langzeitergebnisse gibt es nur für die Furlong- und die Omnifit-Prothese; die Ergebnisse sprechen für einen Vorteil.

Für direkte Vergleiche zwischen beschichteten und unbeschichteten Implantaten liegen leider nur Ergebnisse für eine kurze oder mittlere Nachuntersuchungszeit nach der Implantation vor. Aufgrund der theoretischen und experimentellen Überlegungen ist davon auszugehen, dass die Vorteile in Bezug auf die Standzeit erst viele Jahre nach der Implantation zu sehen sein werden. Erste Hinweise auf Vorteile von HA-Beschichtungen bei jüngeren und aktiveren Patienten konnten einige Studien bereits zeigen.

▌ Azetabulumprothese (Pfannen)

Die Erfahrungen mit HA-beschichteten Pfannen war lange Zeit nicht so befriedigend wie bei Schaftimplantaten. Aber die Analyse der frühen Versager bei den Pfannen führte zu einem besseren Verständnis der verantwortlichen Mechanismen.

Zum Beispiel berichten Manley et al. nach 5 Jahren Standzeit von Versagensraten von 1% bei 131 HA-beschichteten Schraubpfannen und 11% bei 188 HA-beschichteten Pressfit-Pfannen durch aseptische Lockerung [26]. Finite Elementeanalysen haben herausgefunden, dass HA-Beschichtungen auf bestimmten Designs den mechanischen Kräften nicht widerstehen können. Die bereits erwähnte Studie der Corail Implantate erbrachte ein schlechtes Ergebnis. In der initialen Gruppe von 323 Versorgungen mussten 13% der HA-Pressfit-Pfannen und 3% der HA-Schraubpfannen revidiert werden [34]. Nach einer längeren Standzeit von 55 Monaten mussten auch bei den ABG-HA-Pfannen 10% wegen aseptischer Lockerungen und Osteolysen revidiert werden. [9]. In einer weiteren ABG-Pfannen-Unter-

suchung mussten 24% nach ca. 6 Jahren einer Wechseloperation unterzogen werden [14].

Auch bei Pfannen wurden prospektive randomisierte Untersuchungen aufgelegt. Die BI-Kontakt-Pfanne (Aesculap) (n = 153) wurde HA-beschichtet und nicht-beschichtet nach mindestens 5 Jahren verglichen. Drei Pfannen aus der HA-Gruppe mussten ausgewechselt werden, aber keine aus der nicht-beschichteten Gruppe [1].

Im Norwegischen Endoprothesenregister wurden eine HA-Pressfit- und eine HA-Schraubpfanne über 10 Jahre dokumentiert. Nach einer frühen Auswertung zeigten sich bei zusammen fast 2000 Implantaten keine Lockerungen. Hingegen waren nach 10 Jahren die Ergebnisse nicht mehr befriedigend (33% Revisionsrate) [22, 33]. Weitere Studien haben gute Ergebnisse mit HA-beschichteten Schraubpfannen beschrieben. 418 Arc2F-HA-beschichtete Schraubpfannen (Osteonics) wurden von einem Chirurgen mit zusätzlichen Schrauben versorgt; nach einer Standzeit von mindestens 10 Jahren hatten > 99% überlebt. Fehlende Hinweise auf Saumbildung um das Implantat wurden bei 98%, fehlende Osteolysen bei 95% notiert [15]. Geesink berichtete über vergleichbare Ergebnisse bei den OmniFit-threaded-Pfannen mit einer Überlebenszeit nach 10 Jahren von 93% [18].

Zusammenfassend kann für die Pfannen mit HA-Beschichtung festgestellt werden, dass Langzeiterfolge für diese Implantate nur mit einer festen Verbindung zwischen Knochen und Implantat erreicht werden können. Primäre mechanische Stabilitäten der Implantate scheinen nicht auszureichen, um eine lange Standzeit zu erreichen. Des Weiteren scheint Abrieb der Gleitpaarungen eine entscheidende Rolle bei Lockerungen der HA-beschichteten Implantate zu spielen.

▌ Knieendoprothesen

HA-Beschichtungen wurden auch bei Knieendoprothesen eingesetzt, aber in einer sehr viel geringeren Anzahl als in der Hüftendoprothetik.

Ein Vergleich von 127 HA-beschichteten Tricon-ii-Tibiaimplantaten mit 70 unbeschichteten Implantaten (Smith and Nephew) zeigten nach 5 Jahren keinen Unterschied. Aber es wurden deutlich weniger Saumbildungen beobachtet als in der unbeschichteten Gruppe [4].

In einer randomisierten radiostereometrischen Analyse von drei verschiedenen Oberflächen nach 2 Jahren Standzeit mit dem PFC-

Knieimplantat (DePuy) konnte kein Unterschied zwischen der HA-Beschichtung und der zementierten Versorgung gefunden werden. Hingegen resultierte bei der unbeschichteten zementfreien Versorgung eine größere Migration des tibialen Implantats [28].

Epinette u. Manley berichteten über 12 Jahre Erfahrung mit verschiedenen Fortentwicklungen der Osteonic-Knie-Prothese mit HA-Beschichttung [16].

Seit 1990 wurden 400 HA-beschichtete Knieendoprothesen in 342 Patienten implantiert. In dieser Gruppe konnten nur drei Lockerungen gefunden werden. Die kumulative Überlebensrate wurde mit 97% angegeben. Die Autoren sahen Vorteile darin, dass chirurgische Lücken durch die Beschichtung überbrückt werden können.

Für zementfreie Knieendoprothesen kann zusammenfassend festgestellt werden, dass HA- und HATCP-Beschichtungen Vorteile für die Fixation des tibialen Implants zu haben scheinen. Die Radiostereometrie zeigte eine geringere Migrationsrate gegenüber unbeschichteten Implantaten. Es wurden weniger Osteolysen und weniger Saumbildungen um die Implantate gefunden. Des Weiteren scheint die Stabilität der beschichteten Implantate vergleichbar mit zementierten Versorgungen zu sein.

Ob ein Langzeitüberleben der Implantate mit HA-Beschichtungen verbessert werden kann, müssen weitere Studien erbringen.

„Retrievel"-Studien

Sehr viel Aufschluss über die Verankerung von Implantaten im Knochen können sog. Retrievel-Studien geben, bei denen Implantate im Knochen nach Sektionen von Leichen analysiert werden. Fünf funktionsfähige OmniFit-HA-Schäfte konnten nach einer Standzeit von 5–25 Monaten gewonnen und untersucht werden. Dabei zeigte sich eine Resorption des HA auf 26–44 µm (Original 50 µm) sowie eine Knochenapposition von 32–78%.

Die histologische Untersuchung erbrachte in einigen Bereichen einen Knochenumbau mit einer osteoklastenvermittelten Resorption des HA [41].

Es gibt in der Literatur verschiedene Berichte über histologische Analysen von ABG-Prothesen mit einer HA-Beschichtung. In einer Studie konnten fünf Implantate nach einer Standzeit von 3,3–6,2 Jahren nach einer normalen Funktion analysiert werden [42]. Bei vier Implantaten wurde eine ausgeprägte direkte Verbindung zwischen dem Knochen und der Oberfläche ohne Bindegewebe oder Inflammation gefunden. Auch hier wurde ein Abbau des HA mit zunehmender Standzeit festgestellt. Das fünfte Implantat zeigte ausgeprägte Osteolysen als Folge von Abrieb.

Eine Vergleichsanalyse konnte an einem Implantattyp mit verschiedenen Oberflächen durchgeführt werden (HA, „grit-blasted", „porous"-Biomet). An den HA-beschichteten Implantaten wurde signifikant mehr Knochen gefunden als an den anderen Oberflächen. In Bezug auf Knochenkontaktflächen gab es keinen Unterschied [11].

Die histologischen Analysen von Post-mortem-Präparaten befinden sich im Einklang mit den Ergebnissen aus präklinischen Tiermodellen. Es findet sich Knochen auf der HA-Beschichtung und die Dicke der Beschichtung nimmt im Verlauf der Zeit ab. Die Abnahme der Beschichtung ist dort am größten, wo der meiste Knochenumbau stattgefunden hat, was für einen zellulären Mechanismus spricht, der für den Abbau verantwortlich ist. Der Kontakt zwischen Knochen und Implantat kann selbst bei einem vollständigen Verlust der Beschichtung erhalten bleiben. Vernünftige Charakteristika der Beschichtung scheinen notwendig. Durch eine geringe Implantat-Beschichtungsbindung kommt es zu einem Verlust der Beschichtung und dem Auftreten von Fremdkörperreaktionen mit der späteren Lockerung des Implantats.

Zusammenfassung

In der internationalen Literatur der letzten Jahre wird der Einsatz von Hydroxylapatitbeschichtungen immer mehr favorisiert. Dies gilt besonders für beschichtete Schaftprothesen. Erfahrungen von über 10 Jahren mit verschiedenen Designs von Schäften zeigen mindestens genauso gute Ergebnisse wie bei Implantaten ohne Beschichtung. Gerade bei jungen und aktiven Patienten (< 50 Jahre) sind HA-beschichtete Prothesen der neue Standard, an dem sich andere Vorgehensweisen messen müssen.

Anders stellt sich die Bewertung von beschichteten Pfannen dar. Über die Jahre konnten HA-beschichtete Implantate im Azetabulum nicht die Ergebnisse erbringen wie unbeschichtete Implantate. Erst in der jüngsten Vergangenheit zeigt die Literatur einige Designs und Beschichtungseigenschaften auf, mit denen die Implantate ähnliche Ergebnisse erbringen wie unbeschichtete oder zementierte Pfannen.

Bei Knieimplantaten ist der Einsatz von HA-Beschichtungen noch sehr limitiert, aber erste Ergebnisse über 10 Jahre waren gut. Größere prospektive randomisierte Studien sind aber zurzeit nicht verfügbar, sind aber für eine Empfehlung notwendig.

▌ Literatur

1. Badhe NP, Quinnell RC, Howard PW (2002) The uncemented Bi-Contact total hip arthroplasty. J Arthroplasty 17:896–901
2. Bechtold JE, Kubic V, Soballe K (2001) A controlled experimental model of revision implants: part I. Development. Acta Orthop Scand 72:642–649
3. Bechtold JE, Mouzin O, Kidder L, Soballe K (2001) A controlled experimental model of revision implants: part II. Implementation with loaded titanium implants and bone graft. Acta Orthop Scand 72:650–656
4. Cameron HU (1997) HA versus grit blasted tibial components in total knee replacement. Acta Orthop Belg 63(Suppl 1):47–49
5. Capello WN, D'Antonio JA, Feinberg JR, Manley MT (1997) Hydroxylapatite-coated total hip femoral components in patients less than fifty years old. Clinical and radiographic results after five to eight years of follow-up. J Bone Joint Surg Am 79:1023–1029
6. Capello WN, D'Antonio JA, Manley MT, Feinberg JR (1998) Hydroxylapatite in total hip arthroplasty. Clinical results and critical issues. Clin Orthop 355:200–211
7. Capello WN, D'Antonio JA, Feinberg JR, Manley MT (2003) Ten-year results with hydroxylapatite-coated total hip femoral components in patients less than fifty years old. A concise follow-up of a previous report. J Bone Joint Surg Am 85:885–889
8. Carlsson L, Regner L, Johansson C, Gottlander M, Herberts P (1994) Bone response to hydroxylapatite-coated and commercially pure titanium implants in the human arthritic knee. J Orthop Res 12:274–285
9. Chung YY, Kim HD, Kim KS (2002) Bone ingrowth on a smooth-surfaced hydroxylapatite-coated acetabular cup. Int Orthop 26:283–286
10. Clemens JA, Klein CP, Sakkers RJ, Dhert WJ, de Groot K, Rozing PM (1997) Healing of gaps around calcium phosphate-coated implants in trabecular bone of the goat. J Biomed Mater Res 36: 55–64
11. Coathup MJ, Blunn GW, Flynn N, Williams C, Thomas NP (2001) A comparison of bone remodelling around hydroxylapatite-coated, porous-coated and grit-blasted hip replacements retrieved at post-mortem. J Bone Joint Surg Br 83:118–123
12. D'Antonio JA, Capello WN, Manley MT (1996) Remodeling of bone around hydroxylapatite-coated femoral stems. J Bone Joint Surg Am 78:1223–1234
13. D'Antonio JA, Capello WN, Manley MT, Geesink R (2001) Hydroxylapatite femoral stems for total hip arthroplasty: 10- to 13-year followup. Clin Orthop 393:101–111
14. Duffy P, Sher JL, Partington PF (2004) Premature wear and osteolysis in an HA-coated, uncemented total hip arthroplasty. J Bone Joint Surg Br 86:34–38
15. Epinette JA, Manley MT, D'Antonio JA, Edidin AA, Capello WN (2003) A 10-year minimum follow-up of hydroxylapatite-coated threaded cups: clinical, radiographic and survivorship analyses with comparison to the literature. J Arthroplasty 18:140–148
16. Epinette JA, Manley MT (2004) Twelve-year experience with hydroxylapatite in primary knee arthroplasty. In: Epinette JA, Manley MT (eds) Fifteen years of clinical experience with hydroxylapatite coatings in joint arthroplasty. Springer, Berlin, S 399–410
17. Furlong RJ, Osborn JF (1991) Fixation of hip prostheses by hydroxylapatite ceramic coatings. J Bone Joint Surg Br 73:741–745
18. Geesink RG (2002) Osteoconductive coatings for total joint arthroplasty. Clin Orthop 395:53–65
19. de Groot K, Geesink R, Klein CP, Serekian P (1987) Plasma sprayed coatings of hydroxylapatite. J Biomed Mater Res 21:1375–1381
20. Hamadouche M, Witvoet J, Porcher R, Meunier A, Sedel L, Nizard R (2001) Hydroxylapatite-coated versus grit-blasted femoral stems: a prospective, randomised study using EBRA-FCA. J Bone Joint Surg Br 83:979–987
21. Hara T, Hayashi K, Nakashima Y, Kanemaru T, Iwamoto Y (1999) The effect of hydroxylapatite coating on the bonding of bone to titanium implants in the femora of ovariectomised rats. J Bone Joint Surg Br 81:705–709
22. Havelin LI, Vollset SE, Engesaeter LB (1995) Revision for aseptic loosening of uncemented cups in 4,352 primary total hip prostheses. A report from the Norwegian Arthroplasty Register. Acta Orthop Scand 66:494–500
23. Kim YH, Kim JS, Oh SH, Kim JM (2003) Comparison of porous-coated titanium femoral stems with and without hydroxylapatite coating. J Bone Joint Surg Am 85:1682–1688
24. Kurth AA, Böker H, Hovy L, Starker M (2000) Der individuelle CTX-Schaft zur Versorgung von Patienten mit schwerwiegenden geometrischen Veränderungen des proximalen Femurs. Z Orthop 138: 15–16
25. Lee TM, Wang BC, Yang YC, Chang E, Yang CY (2001) Comparison of plasma-sprayed hydroxyl-

apatite coatings and hydroxylapatite/tricalcium phosphate composite coatings: in vivo study. J Biomed Mater Res 55:360–367

26. Manley MT, Capello WN, D'Antonio JA, Edidin AA, Geesink RG (1998) Fixation of acetabular cups without cement in total hip arthroplasty. A comparison of three different implant surfaces at a minimum duration of follow-up of five years. J Bone Joint Surg Am 80:1175–1185

27. McNally SA, Shepperd JA, Mann CV, Walczak JP (2000) The results at nine to twelve years of the use of a hydroxylapatite-coated femoral stem. J Bone Joint Surg Br 82:378–382

28. Onsten I, Nordqvist A, Carlsson AS, Besjakov J, Shott S (1998) Hydroxylapatite augmentation of the porous coating improves fixation of tibial components. A randomised RSA study in 116 patients. J Bone Joint Surg Br 80:417–425

29. Park YS, Lee JY, Yun SH, Jung MW, Oh I (2003) Comparison of hydroxyapatite- and porous-coated stems in total hip replacement. Acta Orthop Scand 74:259–263

30. Paschalis EP, Zhao Q, Tucker BE, Mukhopadhyay S, Bearcroft JA, Beals NB, Spector M, Nancollas GH (1995) Degradation potential of plasma-sprayed hydroxylapatite-coated titanium implants. J Biomed Mater Res 29:1499–1505

31. Porter AE, Hobbs LW, Rosen VB, Spector M (2002) The ultrastructure of the plasma-sprayed hydroxylapatite-bone interface predisposing to bone bonding. Biomaterials 23:725–733

32. Rahbek O, Overgaard S, Lind M, Bendix K, Bunger C, Soballe K (2001) Sealing effect of hydroxylapatite coating on peri-implant migration of particles. An experimental study in dogs. J Bone Joint Surg Br 83:441–447

33. Reikeras O, Gunderson RB (2002) Failure of HA coating on a gritblasted acetabular cup: 155 patients followed for 7–10 years. Acta Orthop Scand 73:104–108

34. Reikeras O, Gunderson RB (2003) Excellent results of HA coating on a grit-blasted stem: 245 patients followed for 8–12 years. Acta Orthop Scand 74:140–145

35. Rogers A, Kulkarni R, Downes EM (2003) The ABG hydroxylapatite-coated hip prosthesis: one hundred consecutive operations with average 6-year follow-up. J Arthroplasty 18:619–625

36. Santori FS, Ghera S, Moriconi A, Montemurro G (2001) Results of the anatomic cementless prosthesis with different types of hydroxylapatite coating. Orthopedics 24:1147–1150

37. Skinner JA, Kroon PO, Todo S, Scott G (2003) A femoral component with proximal HA coating. An analysis of survival and fixation at up to ten years. J Bone Joint Surg Br 85:366–370

38. Soballe K (1993) Hydroxylapatite ceramic coating for bone implant fixation. Mechanical and histological studies in dogs. Acta Orthop Scand 255 (Suppl):1–58

39. Soballe K, Overgaard S, Hansen ES, Brokstedt-Rasmussen H, Lind M, Bunger C (1999) A review of ceramic coatings for implant fixation. J Long Term Eff Med Implants 9:131–151

40. Soballe K, Mouzin OR, Kidder LA, Overgaard S, Bechtold JE (2003) The effects of hydroxylapatite coating and bone allograft on fixation of loaded experimental primary and revision implants. Acta Orthop Scand 74:239–247

41. Thanner J (1999) The acetabular component in total hip arthroplasty. Evaluation of different fixation principles. Acta Orthop Scand 286(Suppl):1–41

42. Tonino AJ, Therin M, Doyle C (1999) Hydroxylapatite-coated femoral stems. Histology and histomorphometry around five components retrieved at post mortem. J Bone Joint Surg Br 81:148–154

43. Tonino AJ, Rahmy AI (2000) The hydroxylapatite-ABG hip system: 5- to 7-year results from an international multicentre study. The International ABG Study Group. J Arthroplasty 15:274–282

44. Tisdel CL, Goldberg VM, Parr JA, Bensusan J, Staikoff L, Stevenson S (1994) The influence of a hydroxylapatite and tricalcium-phosphate coating on bone growth into titanium fiber-metal implants. J Bone Joint Surg Am 76:159–171

45. Tsui YC, Doyle C, Clyne TW (1998) Plasma sprayed hydroxylapatite coatings on titanium substrates. Part 1: mechanical properties and residual stress levels. Biomaterials 19:2015–2029

46. Wang BC, Lee TM, Chang E, Yang CY (1993) The shear strength and the failure mode of plasma-sprayed hydroxylapatite coating to bone: the effect of coating thickness. J Biomed Mater Res 27:1315–1327

47. Yang CY, Lin RM, Wang BC, Lee TM, Chang E, Hang YS, Chen PQ (1997) In vitro and in vivo mechanical evaluations of plasma-sprayed hydroxylapatite coatings on titanium implants: the effect of coating characteristics. J Biomed Mater Res 37:335–345

48. Yang CY, Wang BC, Lee TM, Chang E, Chang GL (1997) Intramedullary implant of plasma-sprayed hydroxylapatite coating: an interface study. J Biomed Mater Res 36:39–48

49. Yee AJ, Kerder HK, Bookman I, Davey JR (1999) A randomized trial of hydroxylapatite coated prostheses in total hip arthroplasty. Clin Orthop 366:120–132

Einfluss von Nanostrukturierung und Oberflächenladung auf die Bioaktivität

T. K. Monsees, K. Heidel, R. H. W. Funk

Einfluss einer Nanostrukturierung auf die Bioaktivität von Osteoblasten

Die Größe einer Säugetierzelle liegt zwischen 5 und 30 μm. Ihre natürlichen Oberflächenstrukturen sind aber meist erheblich kleiner; so werden Mikrovilli z. B. bis 1 μm lang, während Glykoproteine oder Hormonrezeptoren eher im Nanometermaßstab liegen. Die von den Osteoblasten sezernierten Komponenten der extrazellulären Matrix (u. a. Kollagene, Proteoglykane) bestehen zunächst aus ebenfalls nur nanometergroßen Untereinheiten, die sich zu mikrometergroßen Trabekeln zusammenschließen. Diese können weiter zu Millimeter- und Zentimetermaßstäben wachsen, z. B. bei den Lamellenknochen.

Strukturierte Implantatoberflächen werden seit Langem erfolgreich eingesetzt. Nach Aussäen auf Oberflächen mit mikrometergroßen Rillenstrukturen wandern Zellen häufig diesem Oberflächenmuster entlang [2]. Diese Erscheinung ist als Kontaktführung bekannt. Sie ist medizinisch vorteilhaft, da eine gerichtete Zellmigration und damit gerichtete Abscheidung von extrazellulärer Matrix bei der Einheilung des Implantats die Bildung von Narbengewebe reduziert [12]. Physiologisch ist die gerichtete Zellmigration u. a. für die Entwicklung des Embryos, zur Gewebebildung, bei Entzündungen und auch bei der Wundheilung von höchster Wichtigkeit. Kürzlich wurde zudem klar belegt, dass sogar Nanostrukturen in der Lage sind, Zellorientierung und -funktion zu beeinflussen [3, 4, 7]. Diese Oberflächen bewirkten außerdem eine Hochregulation bestimmter Gene, die wesentliche Zellfunktionen steuern. So werden extrazelluläre Matrixproduktion, Proliferation, Stoffwechsel und Beweglichkeit der Zelle erhöht. Auf glatten Oberflächen sind Zellen dagegen eher unbeweglich und bilden vermehrt Actinstressfasern aus. Strukturierte Oberflächen sind den inneren Oberflächen des Körpers ähnlicher und ermöglichen „natürlichere" Zellreaktionen und Zellbeweglichkeit.

Wir haben den Einfluss von Nanostrukturen auf Adhäsion und Physiologie von Knochenzellen näher untersucht. Mittels Laser-induzierter Oxidation von Titandünnfilmen wurden parallele Titanoxidlinien erzeugt, mit unterschiedlichen Breiten (0,2–10 μm) und Abständen (2–20 μm, 1000 μm), aber einer gemeinsamen Höhe von lediglich 12 nm [9]. Trotz dieser äußerst geringen Höhe können die humanen SaOS-2-Osteoblasten die parallelen Strukturen eindeutig erkennen. Licht- und elektronenmikroskopische Aufnahmen belegen, dass sich alle Zellen an diesen Strukturen ausrichten. Das bedeutet, ihre Zellform wird länger und sie ordnen sich meist parallel zu den Oxidlinien an. Außerdem orientieren sich ihre feinen Ausläufer exakt anhand der Strukturen und folgen diesen (Abb. 4.9). Im Gegensatz dazu sind Zellform und Orientierung der Filopodien auf einer glatten Oberfläche eher zufällig. Im Bereich von 2–20 μm folgt das Ausmaß der parallel orientierten Zellen tendenziell dem Abstand der Oxidlinien, ist aber nicht signifikant (Tab. 4.3). Im Mittel orientieren sich 43% der Osteoblasten parallel zu den Nanostrukturen, während dies bei der Kontrolle (Linienabstand mit 1000 μm sehr viel größer als Zellbreite) nur 34% tun. Dieser Unterschied ist signifikant.

Als fokale Kontakte werden die spezifischen, Integrinrezeptor-vermittelten Bindungen zwischen den Osteoblasten und der auf Implantatoberfläche absorbierten extrazellulären Matrix bezeichnet. Ihre Anzahl ist ein Maß für die Stärke der Adhäsion. Vinculin ist eines der vielen Proteine, die an der Ausbildung der fokalen Kontakte beteiligt sind, und wurde daher als Marker eingesetzt. Die Nanostrukturierung hat Einfluss auf die Lage und Form der fokalen Kontakte. Auf einer glatten Oberfläche sind die fokalen Kontakte meist streifenförmig, während sie auf den Oxidlinien viel runder ausgebildet sind. Außerdem ist ihre Anordnung hier zufällig und meist randständig. Bei den nanostrukturierten Oberflächen wurde die überwiegende Zahl dieser Adhäsionskontakte dagegen exakt auf den Titanoxidlinien lokalisiert (Abb. 4.3), nur wenige lagen dazwischen. Große fokale Adhäsionen können gelegentlich Brücken zwischen zwei Oberflächen-

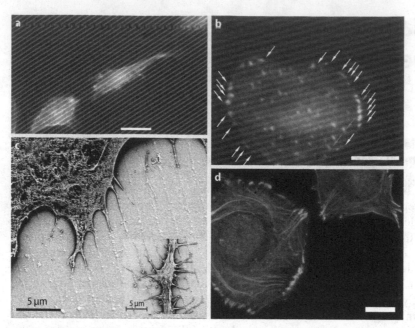

Abb. 4.9. Einfluss der Nanostrukturierung auf Form und Ausrichtung der SaOS-2-Osteoblasten. Linienbreite 0,7 µm (**a**) oder 0,2 µm (**b, c**), Abstand 5 µm (**a**) oder 2 µm (**b, c**), Höhe jeweils 12 nm. **a** Parallele Ausrichtung und Elongation der Zellen, Balken = 20 µm. **b** Fokale Kontakte (Pfeile) sind überwiegend auf den Linien lokalisiert, Balken = 40 µm. **c** Filopodien „erkennen" und folgen den Linien, REM. **d** Glatte Titanoberfläche, Balken = 40 µm. **b** und **d** Fluoreszenzmarkierung für Aktin und Vinculin.

Tabelle 4.3. Einfluss der Oberflächenstrukturierung auf die Orientierung von SaOS-2-Osteoblasten

Linienabstand	Linienbreite µm	Vertikal %	Parallel %	Zufällig %	Sichtfelder
2 µm	0,2	$34,2 \pm 8,6$ [a, b]	$46,0 \pm 7,7$ [c]	$19,6 \pm 3,2$	19
5 µm	0,7	$33,8 \pm 6,2$ [a, b]	$43,5 \pm 10,7$ [c]	$22,5 \pm 7,3$	14
10 µm	1,2	$35,9 \pm 10,1$ [a, b]	$42,4 \pm 10,0$ [c]	$21,5 \pm 7,3$	8
20 µm	1,5	$32,5 \pm 23,4$ [a, b]	$41,9 \pm 14,2$ [c]	$25,6 \pm 23,4$	4
Mittelwert 2–20 µm		$34,1 \pm 12,0$ [d]	$43,4 \pm 10,6$ [d]	$22,3 \pm 10,3$	45
Kontrolle 1000 µm	10.0	$34,2 \pm 13,2$	$34,6 \pm 11,5$	$32,5 \pm 11,0$	19

Gezeigt sind Mittelwerte ± Standardabweichung. $P < 0,05$ für [a] vs. parallel für einen spezifischen Linienabstand, [b] vs. vertikale Kontrolle, [c] vs. parallele Kontrolle, [d] vs. Kontrolle.

strukturen bilden. Ihre Anzahl nimmt mit zunehmendem Abstand der Oxidlinien ab.

▮ Einfluss von Oberflächenladungen auf die Bioaktivität von Osteoblasten

Außer den topographisch-mechanischen treten auch andere Reize als kausale Faktoren für die Wahrnehmung der Migrationsrichtungen und die Ausbildung von Anheftungsstellen auf. Neben Chemotaxis (z. B. Konzentrationsgradienten von Wachstumshormonen oder Komponenten der extrazellulären Matrix) fungieren insbesondere auch Oberflächenladungen oder elektrische Gradienten als Leitstrukturen. Bei Implantaten können solche Gradienten an der Grenze unterschiedlicher Materialien auftreten.

Eigene Studien zeigten, dass Übergangsstellen z. B. zwischen Gold- und Titanphasen für Osteoblasten einen positiven Reiz darstellen. Hier befanden sich in bestimmten Zeitabständen signifikant mehr Zellen pro Flächeneinheit an der Phasengrenze als auf den reinen Materialoberflächen (Tab. 4.4). Mittels Kelvinrastersonde wurden signifikante Änderungen im elektrischen Potenzial an Übergängen von Titan und Gold gemessen (bis 150 mV). Hierbei zeigt die Goldoberfläche mehr positive Ladungsträger, während die Titanphase eher negativ geladen ist. Der topographische Verlauf ist an der Phasengrenze sehr flach, sodass hier ausschließlich

Tabelle 4.4. Gesamtzahl von SaOS-2-Osteoblasten pro Zählkorridor auf Titan, Gold oder Phasengrenze

	Phasengrenze	**Titan**	**Gold**
4 Stunden	4106 ± 848	1751 ± 289[a]	1994 ± 289[a]
24 Stunden	11350 ± 1654[b]	5339 ± 736[a, b]	5838 ± 728[a, b]

Gezeigt sind Mittelwerte ± Standardabweichung. $P < 0,05$ für [a] vs. Phasengrenze, [b] vs. 4 Stunden.

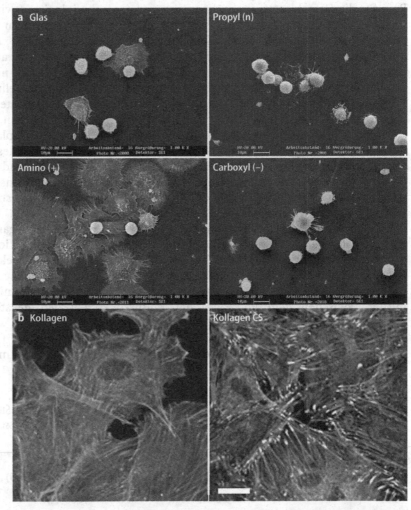

Abb. 4.10. Einfluss der Oberflächenladung auf die Morphologie und Adhäsion von SaOS-2-Osteoblasten. **a** Die positive Oberfläche des Glasträgers beschleunigt deutlich die Adhäsion und Spreizung der Zellen. Rasterelektronenmikroskopie nach einer Stunde. **b** TiAl₄V-Legierung, beschichtet mit Kollagen bzw. Kollagen und Chondroitinsulfat. Die vielen Sulfatgruppen führen zu einer massiven negativen Ladungsdichte, die hier eine deutlich erhöhte Anzahl spezifischer Bindungen zur Folge hat. Doppelfluoreszenzfärbung für Aktinfasern (Zytoskelett) und Vinculin (fokale Kontakte, helle Punkte) nach zwei Stunden. Balken = 10 μm.

Unterschiede in der Oberflächenladung bzw. im elektrischen Potenzial zur Wirkung kommen. Die Anzahl der Osteoblasten direkt an der Phasengrenze Gold-Titan ist sowohl 4 Stunden als auch 24 Stunden nach dem Aussäen der Zellen jeweils signifikant doppelt so hoch wie auf gleich großen Korridoren auf den entsprechenden reinen Metalloberflächen. Zudem steigt während dieses Zeitraumes der Prozentsatz der Knochenzellen, die direkten Kontakt mit der Phasengrenze haben, während der Prozentsatz ohne direkten Kontakt entsprechend sinkt. Andererseits ist das Verhältnis 24/4 Stunden der Zellzahl in allen drei Sektionen relativ konstant, sodass hier ähnliche Zellteilungsraten vorliegen. Daher scheint die Phasengrenze einen positiven Reiz für die Osteoblasten auszuüben.

Sobald ein Implantat in Kontakt mit einer biologischen Flüssigkeit (Blut, Zellkulturmedium) kommt, wird ein großer Teil der Oberfläche mit in Wasser gelösten Ionen bedeckt. Dann erfolgt die Absorption von Aminosäuren und Proteinen der extrazellulären Matrix wie Fibronectin und Vitronectin. Diese enthalten bestimmte Peptidsequenzen (Arg-Gly-Asp, RGD), welche dann die spezifische Bindung von Zellen über Integrinrezeptoren auf der Zellmembran fördern [8]. Der erste Kontakt einer Zelle mit einer Implantatoberfläche beruht auf elektrostatischen Wechselwirkungen. Viele Bestandteile der Zellmembran sind bei physiologischem pH-Wert negativ geladen, sodass eine starke elektrostatische Anziehung zwischen Zelle und positiv geladenen Substraten besteht [11]. So wird in der Zellbiologie oft Poly-L-Lysin als „Haftvermittler" zwischen dem Polystyrol der Kulturschalen und den Zellen eingesetzt. Eigene Studien an silanisierten Modelloberflächen belegen ebenfalls einen fördernden Effekt der positiv ge-

ladenen Oberfläche (Abb. 4.10a). Hier wird die initiale Ausbildung des Zytoskeletts beschleunigt, sodass die ersten Schritte bei Adhäsion und Spreizung der Zellen schneller vonstatten gehen. Nach einigen Stunden sind dagegen keine relevanten Unterschiede mehr im Adhäsionsverhalten zwischen den unterschiedlichen Oberflächenladungen zu erkennen. Mit anderen Markern der Bioaktivität kann dagegen auch noch nach mehreren Tagen ein Einfluss der Oberflächenladung nachgewiesen werden (Tab. 4.5). Hier zeigte sich, dass der zunächst positive Effekt der von uns eingesetzten, sehr einfach aufgebauten positiv geladenen Aminooberfläche aufgrund von Alterungsprozessen nicht mehr zum Tragen kam bzw. sich z. T. sogar nachteilig auf die Zellphysiologie auswirkte.

In besonderen Fällen können negativ geladene Oberflächen Zelladhäsion und -funktionen stärker fördern als positive. So kann eine Beimischung stark negativ geladener Verbindungen aus der extrazellulären Matrix die Ausbildung spezifischer, Integrinrezeptor-vermittelter Bindungen zwischen den Osteoblasten und der beschichteten Implantatoberfläche erheblich beschleunigen. Dies zeigten eigene Studien [1] (Abb. 4.10b) und Arbeiten anderer Autoren an mit Chondroitinsulfat-Proteoglykan beschichteten Flächen [6] sowie geladenen Hydroxylapatitkeramiken [10]. An diese Oberflächen binden zunächst anorganische Kationen (Na^+, Ca^{2+}, Mg^{2+}) sowie kationische Aminosäuren und Proteine, die dann elektrostatisch anziehend auf die negativ geladene Zellmembran wirken. Insbesondere Kalziumionen scheinen als „Kit" zwischen den negativ geladenen Oberflächen zu wirken. Zudem sind Ca^{2+}-Ionen essenziell für die Bildung von fokalen Kontakten bei der Integrinrezeptor-vermittelten Bindung und wirken

Tabelle 4.5. Einfluss der Oberflächenladung auf ausgewählte Knochenzellmarker. Die Stoffwechselaktivität wurde über die Aktivität der mitochondrialen Dehydrogenase mittels WST-1-Assay gemessen. Die Expression der Knochenproteine wurde mittels FACS-Analyse bestimmt

Oberfläche	2 Tage Stoffwechsel (Ext.)	14 Tage Osteopontin (aU)	14 Tage Osteocalcin (aU)
Glas	0,166 ± 0,015	44,66 ± 4,1	6,1 ± 0,6
CH₃ (neutral)	0,141 ± 0,013	20,68 ± 2,2	11,2 ± 0,9
NH₂ (positiv)	0,084 ± 0,011	15,17 ± 1,2	6,4 ± 0,5
COOH (negativ)	0,152 ± 0,014	16,25 ± 1,5	10,2 ± 0,8

Gezeigt sind Mittelwerte ± Standardabweichung. Ext. = Extinktion, aU = arbitrary units.

daher fördernd auf die Zelladhäsion [5]. Das Aufbringen von geeigneten Ladungen auf die Materialoberfläche kann daher die Adhäsion, Proliferation und Differenzierung von Zellen modulieren. Der Effekt verläuft meist indirekt über eine Veränderung der primären Protein-absorption.

Die Autoren danken der Deutschen Forschungs-gemeinschaft für die Förderung (DFG Mo 1562/1-4) und Dr. M. Gelinsky (Institut für Materialwissenschaften, TU Dresden) für die Anfertigung der REM-Aufnahme (Abb. 4.9c).

█ Literatur

1. Bierbaum S, Douglas T, Hanke T, Scharnweber D, Tippelt S, Monsees TK, Funk RH, Worch H (2006) Collageneous matrix coatings on titanium implants modified with decorin and chondroitin sulfate: characterization and influence on osteoblastic cells. J Biomed Mater Res A 77:551–562
2. Brunette DM (1986) Spreading and orientation of epithelial cells on grooved substrata. Exp Cell Res 167:203–217
3. Curtis AS, Gadegaard N, Dalby MJ, Riehle MO, Wilkinson CD, Aitchison G (2004) Cells react to nanoscale order and symmetry in their surroundings. IEEE Trans Nanobiosci 3:61–65
4. Dalby MJ, Riehle MO, Johnstone H, Affrossman S, Curtis ASG (2004) Investigating the limits of filopodial sensing: a brief report using SEM to image the interaction between 10 nm high nano-topography and fibroblast filopodia. Cell Biol Int 28:229–236
5. D'Souza SE, Haas TA, Piotrowicz RS, Byere-Ward V, McGrath DE, Soule HR, Cierniewski C, Olow EF, Smith JW (1994) Ligand and cation binding are dual functions of a discrete segment of the integrin β_3 subunit: cation displacement is involved in ligand binding. Cell 79:659–667
6. Erskine L, McCaig CD (1997) Integrated interactions between chondroitin sulphate proteoglycans and weak dc electric fields regulate nerve growth cone guidance in vitro. J Cell Science 110:1957–1965
7. Martines E, McGhee K, Wilkinson C, Curtis A (2004) A parallel-plate flow chamber to study initial cell adhesion on a nanofeatured surface. IEEE Trans Nanobiosci 3:90–95
8. Meyer U, Meyer T, Jones DB (1998) Attachment kinetics, proliferation rates and vinculin assembly of bovine osteoblasts cultured on different pre-coated artificial substrates. J Mat Sci Mat Med 9:301–307
9. Monsees TK, Barth K, Tippelt S, Heidel K, Gorbunov A, Pompe W, Funk RHW (2005) Effects of different titanium alloys and nanosize surface patterning on adhesion, differentiation, and orientation of osteoblast-like cells. Cells Tissues Organs 180:81–95
10. Ohgaki M, Kizuki T, Katsura M, Yamashita K (2001) Manipulation of selective cell adhesion and growth by surface charges of electrically polarized hydroxyapatite. J Biomed Mater Res 57:366–373
11. Rajnicek AM, Robinson KR, McCaig CD (1998) The direction of neurite growth in a weak DC electric field depends on the substratum: contributions of adhesivity and net charge. Develop Biol 203:412–423
12. Wang JHC, Grood ES, Florer J, Wenstrup R (2000) Alignment and proliferation of MC3T3-E1 osteoblasts in microgrooved silicone substrate subjected to cyclic stretching. J Biomech 33:729–735

Biofunktionalisierung von Prothesenoberflächen – innovativer Ansatz?

C. NIEDHART

Trotz der deutlich verbesserten Standzeiten von Endoprothesen bleibt die aseptische Lockerung das Hauptproblem (S. 57 ff.). Die Frage, ob nun das zementierte oder nicht zementierte Vorgehen als optimal anzusehen sei, bleibt letztlich unbeantwortet. Der Anteil nichtzementierter Endoprothetik ist in Deutschland vergleichsweise hoch. Im Gegensatz zur zementierten Endoprothetik ist hier der optimale Kontakt zwischen Implantat und Knochen Voraussetzung für eine Langzeitstabilität. Neben der optimalen Implantation sind hier vor allem das Prothesendesign und die Oberflächenbeschaffenheit der Prothese verantwortlich für das knöcherne Einwachsen und die Langzeitstabilität. Die Bioaktivität der Oberfläche lässt sich durch verschiedene Verfahren beeinflussen. Oberflächenstrukturierte Implantate wachsen in der Regel besser ein als glatte Implantate, durch Makro- oder Mikroporosierung lässt sich der Knochen-Implantat-Kontakt steigern. Auch Beschichtungen mit bioaktiven Calciumphosphaten oder -sulfaten sind technisch möglich, scheinen bei korrekter Anwendung das Anwachsverhalten des Knochens an der Prothese positiv zu beeinflussen und führen damit wahrscheinlich zu einer längeren Standzeit der Prothese.

Eine weitere Möglichkeit der Stimulation des periimplantären Knochens ist das Aufbringen bioaktiver Peptide oder Proteine auf die Prothesenoberfläche, Verwendbar sind hier sowohl osteostimulative Proteine (direkte Stimulation der vor Ort vorhandenen Osteoblasten mit dem Ziel der vermehrten Knochenneubildung) wie etwa bFGF oder TGFβ als auch osteoinduktive Proteine (De-novo-Rekrutierung von Osteoblasten durch direkte Bildung aus mesenchymalen Vorläuferzellen) wie etwa Bone Morphogenetic Protein 2 (BMP-2).

Für die Wechselwirkung von Implantat und Organismus sind die Oberflächeneigenschaften von entscheidender Bedeutung. Unmittelbar nach der Implantation erfolgt die Adsorption von Proteinen an der Oberfläche, vor allem Albumin. Diese initial ausgebildete Proteinschicht entscheidet in Abhängigkeit von ihrer Zusammensetzung über den weiteren Verlauf der Körperreaktion auf das eingebrachte Material. Die Zusammensetzung dieser Proteinschicht lässt sich unter anderem durch die Ladung der Oberfläche oder die Hydrophilität/Hydrophobizität steuern. An dieser aufgelagerten Proteinschicht binden Zellen an. Art und Konzentration der Proteine können beeinflussen, welche Zellart bevorzugt adhäsiert. Die adsorptiv an die Oberfläche gebundenen Proteine scheinen nach einigen Studien jedoch in ihrer Konformation so verändert zu sein, dass sie Teile ihrer biologischen Aktivität verlieren [1]. Durch die gezielte Einführung funktioneller Gruppen und die Immobilisierung von biologisch aktiven Wirkstoffen auf Implantatoberflächen können unspezifische Wechselwirkungen der Körperzellen mit dem Implantatwerkstoff und dessen adsorbierter Proteinschicht verhindert werden und gleichzeitig spezifische Ligand-Rezeptor-Wechselwirkungen, wie sie normalerweise zwischen Zellen und extrazellulärer Matrix ablaufen, imitiert werden [2]. Durch die Nutzung geeigneter Liganden zur Adressierung an Zelloberflächen könnte es möglich sein, die Reaktion der Zellen auf das Implantat gezielt zu steuern und eine aktive Integration zu induzieren. Die Interaktion von Biomaterialien mit dem Gewebe erfolgt über spezifische Zellen des Gewebes (hier Osteoblasten) und über die von diesen Zellen synthetisierte Extrazellulärmatrix. Voraussetzung für die Proliferation und Differenzierung humaner Osteoblasten ist die Adhäsion an der spezifischen Extrazellulärmatrix. Durch eine gezielte Kopplung von bioaktiven Substanzen an der Implantatoberfläche könnten also sowohl die Zelladhäsion (Zellanheftung) als auch die Zellproliferation (Zellvermehrung) bis hin zur Zelldifferenzierung mit nachfolgender Bildung der zellspezifischen Matrix (hier zunächst Osteoid mit nachfolgender Mineralisation) stimuliert werden.

▌ Anforderung an bioaktive Prothesenbeschichtungen

Fehlender Einfluss auf die Oberflächenstruktur

Das Prothesendesign bzw. die Oberflächenstruktur sollen durch eine aufgebrachte Beschichtung nicht ungewollt verändert werden. Die Kombination einer osteostimulierenden Mikrostrukturierung mit einer bioaktiven Peptidbeschichtung ist denkbar. Dabei darf der aufgebrachte Film die Mikrostrukturierung nicht verbergen, da hierdurch die Bioaktivität auf Dauer verschlechtert werden kann.

Feste Kopplung an der Oberfläche/Langzeitstabilität

Eine aufgebrachte bioaktive Beschichtung sollte dauerbeständig sein, da nur so eine langfristige Wirkung entfaltet werden kann. Alternativ kann über gezielt resorbierbare Komponenten in der Frühphase das Knochenanwachsen gezielt gefördert werden.

Abzulehnen ist das nicht kovalent gekoppelte Aufbringen bioaktiver Substanzen, da in diesem Fall eine unkontrollierte Freisetzung mit schneller Ausspülung des Wirkstoffs zu Beginn erfolgen kann.

Nachweis der Bioaktivität im gekoppelten Zustand

Bioaktive Substanzen müssen über Rezeptoren mit der Zielzelle interagieren. Über einen Spacer muss der Wirkstoff so an der Oberfläche gekoppelt werden, dass die aktive rezeptorbindende Gruppe von der Zelle erkannt werden kann. Die Struktur/Konformation des Wirkstoffs muss hierfür bekannt sein. Die für eine optimale Stimulation notwendige Konzentration des gebundenen Stoffes muss eruiert werden.

Keine überschießende Knochenneubildung

Ziel ist die Stimulation des periprothetischen Knochens zur Verbesserung des Knochen-Implantat-Kontakts. Bei überschießender Knochenneubildung durch zu starke Stimulation können negative Effekte bis hin zur periartikulären Ossifikation vorkommen.

Sterilisierbarkeit

Die Prothese muss auch mit aufgebrachter Beschichtung steriliserbar sein. Der Sterilisationsprozess muss eine vollständige Sterilisation des Produkts gewährleisten, ohne die Bioaktivität der Beschichtung zu reduzieren.

Lagerungsfähigkeit

Da Implantate nicht auf Bestellung gefertigt werden und in der Regel in Kliniken gewisse Vorräte gelagert werden, muss sichergestellt sein, dass während der üblichen Lagerungszeiten die Bioaktivität der Beschichtung nicht abnimmt.

Implantationsstabilität

Nicht zu unterschätzen sind die Scherkräfte, die während des Einbringens des Implantats aufgrund der gewünschten Press-fit-Verankerung auf die Oberfläche wirken. Ein Abscheren der Beschichtung in der Implantationsphase ist durch ausreichende Stabilität oder technische Modifikationen auszuschließen.

Überschaubarer Kostenrahmen

Die zusätzlichen Kosten der Beschichtung sollten in einem adäquaten Verhältnis zur Wirkung stehen. Vor breiter klinischer Anwendung sollte auch hier der Nachweis eines positiven Effekts auf die Langzeitstabilität des Implantats erbracht werden.

▌ Literatur

1. Lahann J, Klee D, Pluester W, Hoecker H (2001) Bioactive immobilization of r-hirudin on CVD-coated metallic implant devices. Biomaterials 22:817–826
2. Voelcher N, Klee D, Hocker H, Langefeld S (2001) Functionalization of silicone rubber for the covalent immobilization of fibronectin. J Mater Sci Mater Med 12:111–119

Elektrochemische Abscheidung von Ca(OH)₂ auf Titan zur Unterstützung der Osteointegration

P. Drechsler, W. Braun, R. Thull

Abstract

Im Gegensatz zu den aus der Literatur bekannten Calciumphosphat-(CaP-)-Abscheidungen wie Bruschit ($CaHPO_4 \times 2H_2O$) oder Hydroxylapatit (HA, $Ca_{10}(PO_4)_6(OH)_2$) [1–3], beschreibt der vorliegende Beitrag die elektrochemische Abscheidung von Calciumhydroxid ($Ca[OH]_2$) zur bakteriziden Ausrüstung von Titan oder Titanbasislegierungen. Ermöglicht wird dies durch Zugabe von Citronensäure zum Elektrolyten. $Ca(OH)_2$ ist in der Zahnheilkunde als ein bakterizid wirkendes Füllmaterial bekannt und findet in der Wurzelkanalbehandlung Anwendung [4]. Biomimetische Abscheidungen von HA basieren auf einer Oberflächenvorbehandlung mit NaOH [5]. Die eingelagerten Na^+-Ionen werden im Medium mit Ca^{2+}-Ionen ausgetauscht und es bildet sich HA. Eine direkte Abscheidung von $Ca(OH)_2$ benötigt außer der üblichen gründlichen Reinigung keine Vorbehandlung. Die Umsetzung der $Ca(OH)_2$-Modifikation zu HA findet im Labor im Zellkulturmedium (DMEM) statt, in vivo in der extrazellulären Flüssigkeit im Sinne einer Autobiokompatibilisierung. Eine nach Implantation bakterizide Oberfläche wandelt sich damit im weiteren Verlauf in eine biokompatible, das Heranwachsen von Knochen fördernde Oberfläche um.

Die $Ca(OH)_2$-Modifikation erweist sich zusätzlich als robust gegen verschiedene Sterilisationsmethoden. Sowohl die Dampfsterilisation als auch eine Vorbehandlung in Ethanol führen zu keiner Änderung der Schichtzusammensetzung. Eine einfache Prozessführung ermöglicht die Abscheidung homogener $Ca(OH)_2$-Schichten bis zu einer Dicke von 20 µm. Die Haftfestigkeit ist vergleichbar mit der kommerziell erhältlichen Bruschitbeschichtung. Das Potenzial der neuen Oberflächenmodifikation zur Förderung der Osteointegration bei lasttragenden Implantaten ergibt sich durch die Autobiokompatibilisierung und der im Körper erfolgenden Bildung von HA. Die Besiedlung mit Keimen prae implantationem wird durch die $Ca(OH)_2$-Modifikation zurückgehalten. Die chemische Zusammensetzung und die Funktionalität der sich anschließend durch den biomimetischen Prozess unter Beteiligung von Proteinen und Aminosäuren bildenden HA-Modifikationen sind im Vergleich mit chemisch hergestelltem Material den Anforderungen angepasst.

Material und Methode

Elektrochemische Abscheidung

Die kathodische Abscheidung von $Ca(OH)_2$ auf korundgestrahlten (Al_2O_3) Titanplättchen (cp-Ti, Grad 2, $\varnothing = 15,5$ mm) wurde bei vorgegebener Stromdichte (galvanostatisch) durchgeführt. Als Anode diente eine Platin-(Pt-)Elektrode. Der Elektrolyt setzte sich zusammen aus $Ca(NO_3)_2$, $(NH_4)H_2PO_4$ und Citronensäure. In die Versuchsreihe wurden Elektrolyte mit den folgenden Zusammensetzungen untersucht (Tab. 4.6).

Die doppelwandige elektrochemische Zelle war mit Hilfe eines separaten Heizkreises temperierbar. Abscheidungen erfolgten bei verschiedenen Temperaturen (20 °C, 50 °C und 70 °C). Da die $Ca(OH)_2$-Schichten im sauren Milieu nicht stabil sind, wurden die Proben am Ende des Prozesses sofort entnommen und unter destilliertem Wasser abgespült. Eine Beschichtungszeit von 30 min führt zu einer Schichtdicke von ca. 20 µm.

Schichtcharakterisierung

Die Messung der Schichtdicke des abgeschiedenen $Ca(OH)_2$ in Abhängigkeit von den Beschichtungsparametern erfolgte nach Durchtrennung und Anschleifen der Schnittflächen. Die Schichtdicke wurde anschließend unter dem Elektronenmikroskop (REM) bestimmt. Mit Hilfe der Röntgendiffraktometrie (XRD) ließ sich die chemische Zusammensetzung feststellen.

Tabelle 4.6. Beispiele von Elektrolytzusammensetzungen. Das Beschichtungsergebnis und die Homogenität der Beschichtung sind in der Spalte rechts außen bewertet. Die in der Versuchsreihe günstigsten Parameter sind grau hinterlegt

	Konzentration Ca(NO$_3$)$_2$	Konzentration (NH$_4$)H$_2$PO$_4$	Konzentration Citronensäure	Temperatur	Stromdichte/ mAcm^{-2}	Bewertung
1	0,042 m	0,0	0,05 m	70 °C	ca. 120 (V = konst.)	–
2	0,042 m	0,025 m	0,05 m	70 °C	ca. 120 (V = konst.)	+
3	0,042 m	0,05 m	0,05 m	70 °C	ca. 120 (V = konst.)	+
4	0,084 m	0,025 m	0,05 m	70 °C	ca. 120 (V = konst.)	++
5	0,084 m	0,025 m	0,05 m	50 °C	ca. 120 (V = konst.)	++
6	0,084 m	0,025 m	0,05 m	20 °C	ca. 120 (V = konst.)	+−
7	0,084 m	0,025 m	0,05 m	50 °C	83	+
8	0,084 m	0,025 m	0,05 m	50 °C	100	+++
9	0,084 m	0,025 m	0,05 m	50 °C	133	+

Die Haftfestigkeit der Ca(OH)$_2$-Modifikation erfolgte qualitativ mittels Ritz-Test im Vergleich mit einer kommerziell erhältlichen Bruschitbeschichtung.

Zur Sterilisation der Ca(OH)$_2$-Modifikation diente ein Autoklav (Dampfsterilisator) der Fa. Systec, als alternative Methode wurden die Proben in Ethanol gespült. Den Einfluss von körperähnlichen Medien auf die Ca(OH)$_2$-Modifikation simulierte die Auslagerung der Proben im Zellkulturmedium DMEM (Dulbecco's modified Eagle medium, Fa. Invitrogen GmbH, Karlsruhe). Nach unterschiedlichen Zeiten (1, 3, 7 und 14 Tage) in DMEM und anschließendem Spülen unter destilliertem Wasser erfolgte die Bestimmung der chemischen Zusammensetzung im Röntgendiffraktometer.

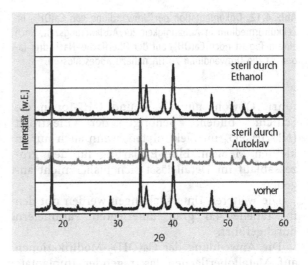

Abb. 4.11. Röntgendiffraktogramm der Ca(OH)$_2$-Modifikation vor und nach durchgeführter Sterilisation.

Ergebnisse und Diskussion

Calciumphosphat-Abscheidungen erfolgen bei Stromfluss an der Kathode durch pH-Wert-Anhebung in deren unmittelbarer Umgebung und damit verbundener Absenkung der Löslichkeit von Calciumphosphaten, die sich als HA bzw. Bruschit auf der Kathodenoberfläche abscheiden. Die pH-Wert-Erhöhung ist auf die kathodische Entladung von H$^+$-Ionen zu gasförmigem H$_2$ und entsprechender Konzentrationszunahme von OH$^-$-Ionen zurückzuführen. Durch Beigabe von Citronensäure sinkt der pH-Wert des Ausgangselektrolyten von 4,1 auf 2,3, sodass bei Stromfluss die lokale pH-Wert-Erhöhung zur HA- oder Bruschitabscheidung nicht erreicht wird. Es bildet sich Ca(OH)$_2$. Bei Einstellung des pH-Werts des Ausgangselektrolyten mit Phosphorsäure auf einen Wert von 2,3 ließ sich keine Bildung von Ca(OH)$_2$ und keine Bildung von HA bzw. Bruschit beobachten. Der Effekt der Ca(OH)$_2$-Abscheidung lässt sich damit nicht allein auf die Erniedrigung des pH-Werts des Ausgangselektrolyten zurückführen.

Eine Auflistung der Parameter in Tabelle 4.6 zeigt, dass eine Erhöhung der Konzentration von Ca(NO$_3$)$_2$ sowie eine Erhöhung der Temperatur zu besseren Resultaten hinsichtlich Ausbildung und Homogenität der Ca(OH)$_2$-Schicht

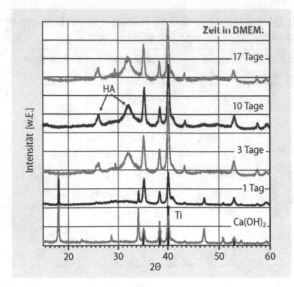

Abb. 4.12. Dokumentation der Umwandlung von Ca(OH)$_2$ im Zellkulturmedium in Abhängigkeit zur Auslagerungszeit. Nach einem Tag ist noch Ca(OH)$_2$ auf der Oberfläche. Nach drei Tagen ist die Umwandlung zu HA nahezu abgeschlossen.

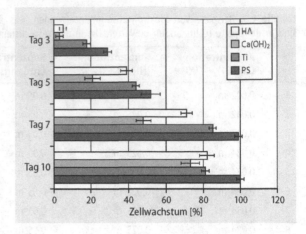

Abb. 4.13. Zellwachstum auf unterschiedlichen Oberflächen. Die Ca(OH)$_2$-Modifizierung zeigt als Bestätigung ausreichender Biokompatibilität ein ähnliches Ergebnis wie vom Hersteller aufgebrachtes HA.

führt. Obwohl nur Ca^{2+}- und OH$^-$-Ionen die Schicht bilden, benötigt der Elektrolyt (NH$_4$)H$_2$PO$_4$ im Elektrolyten, wenn auch nur in kleinen Mengen. Eine Erklärung für den Prozessablauf im Detail lässt sich bisher nicht angeben.

Die weiteren Untersuchungen werden mit den in Tabelle 4.6 grau unterlegten Parametern durchgeführt.

Die Anwendung der Ca(OH)$_2$-Modifikationen auf Metalloberflächen lasttragender Implantate setzt die Sterilisierbarkeit voraus. Die Modifikation auf Titan lässt sich dampfsterilisieren und bleibt auch bei Spülung in Ethanol stabil. Die Röntgendiffraktogramme in Abb. 4.13 zeigen keine Unterschiede vor und nach der jeweiligen Behandlung.

Um die Reaktion der Beschichtung auf die Umgebungsbedingungen im Körper zu simulieren, wurden die Ca(OH)$_2$-Modifikationen in DMEM eingelagert. DMEM ist ein Zellkulturmedium und enthält neben der dem Blutplasma entsprechenden mineralischen Zusammensetzung noch verschiedene organische Anteile wie Aminosäuren und Zucker. Abbildung 4.12 zeigt die Veränderungen in der Schichtzusammensetzung in Abhängigkeit von der Auslagerungszeit.

Nach einem Tag im Zellkulturmedium (DMEM) ist noch Ca(OH)$_2$ vorhanden, am drit-

ten Tag ist es jedoch vollständig abgebaut bzw. umgebaut. Ab dem dritten Tag ist die Ausbildung von HA zu beobachten, was die anfangs beschriebene Biomineralisierung von HA, vergleichbar der bei Vorbehandlung mit NaOH, bestätigt. Die Umwandlung ist am dritten Tag nahezu abgeschlossen. Beim Vergleich der Bildungsgeschwindigkeit von HA dieser Untersuchung in DMEM mit Zeiten aus der Literatur für die Bildung von HA in SBF („simulated body fluid"), die bis zu 3 Wochen betragen, verläuft die Bildung von HA aus Ca(OH)$_2$-modifizierten Oberflächen wesentlich schneller, sodass der endgültig biokompatible Zustand kurzfristig erreicht wird. Die Ca(OH)$_2$-Modifizierung von Implantatoberflächen als Vorbehandlung zur biomimetischen In-vivo-Bildung von HA im Sinne einer Autobiokompatibilisierung kann damit die Verankerungssicherheit lasttragender Fixierungselemente aussichtsreich verbessern.

Dem Ausschluss toxischen Verhaltens diente die Beurteilung des Zellwachstums auf Ca(OH)$_2$-modifizierten Oberflächen im Vergleich zut Polystyrol, Titan und kommerziell verfügbaren HA-Beschichtungen. Als Standard dient das Zellwachstum auf Polystyrol nach 10 Tagen. Das Zellwachstum verläuft langsamer als auf Titan oder HA, jedoch mit gleichem Ergebnis nach 10 Tagen. Das anfänglich geringere Zellwachstum lässt sich mit dem Umbau der Ca(OH)$_2$-Schicht zu HA erklären.

Die bakterizide Wirkung von Ca(OH)$_2$ wurde mit Staphylococcus epidermidis- und mit Klebsiella pneumoniae-Keimen bestätigt. Die Keimzahl reduziert sich innerhalb von 24 Stunden gegenüber der Titanoberfläche auf 30 bzw. 14% der Ausgangsbesiedlung.

▌ Literatur

1. Ban S, Maruno S (1998) Hydrothermal-electrochemical deposition of hydroxyapatite. J Biomed Mater Res 42:387–395
2. Doi Y, Iwanaga H, Shibutani T, Moriwaki Y, Iwayama Y (1999) Osteoclastic responses to various calcium phosphates in cell cultures. J Biomed Mater Res 47:424–433
3. Kawashita M, Nakao M, Minoda M, Kim HM, Beppu T, Miyamoto T, Kokubo T, Nakamura T (2003) Apatite-forming ability of carboxyl group-containing polymer gels in a simulated body fluid. Biomaterials 24:2477–2484
4. Kokubo T, Miyaji F, Kim HM (1996) Spontaneous formation of bonelike apatite layer on chemically treated titanium metals. J Am Ceram Soc 79:1127–1129
5. Kumar M, Dasarathy H, Riley C (1999) Electrodeposition of brushite coatings and its transformation to hydroxyapatite in simulated body fluid. J Biomed Mater Res 45:302–310
6. Li P, Kangasniemi I, de Groot K, Kokubo T (1994) Bonelike hydroxyapatite induction by a gel-derived titania on a titanium substrate. J Am Ceram Soc 77:1307–1312
7. Redepenning J, McIsaac JP (1990) Electrocrystallization of brushite coatings on prosthetic alloys. Chem Mater 2:625–627
8. Redepenning J, Schlessinger T, Burnham S, Lippiello L, Miyano J (1996) Characterization of electrolytically prepared brushite and hydroxyapatite coatings on orthopedic alloys. J Biomed Mater Res 30:287–294
9. Redey SA, Razzouk S, Rey C, Bernache-Assollant D, Leroy G, Nardin M, Cournot G (1999) Osteoclast adhesion and activity on synthetic hydroxyapatite, carbonated hydroxyapatite, and natural calcium carbonate: Relationship to surface energies. J Biomed Mater Res 45:140–147
10. Shirkhanzadeh M (1991) Bioactive calcium phosphate coatings prepared by electrodeposition. J Mater Sci Lett 10:1415–1417
11. Torres CP, Apicella MJ, Yancich PP, Parker MH (2004) Intracanal placement of calcium hydroxide: a comparison of techniques, revisited. J Endodont 30(4):225–227
12. Wang J, Layrolle P, Stigter M, de Groot K (2004) Biomimetic and electrolytic calcium phosphate coatings on titanium alloy: physicochemical characteristics and cell attachment. Biomaterials 25:583–592
13. Wang CX, Wang M, Zhou X (2003) Nucleation and growth of apatite on chemically treated titanium alloy: an electrochemical impedance spectroscopy study. Biomaterials 24:3069–3077

Biokompatibilität der zementfreien LINK-HX-CaP-Endoprothesenoberflächen mit lokalem Infektschutz

A. INCE, N. SCHÜTZE, C. HENDRICH, R. THULL, J. EULERT, J. F. LÖHR

Einleitung

Für die Osteointegration von orthopädischen Implantaten sind eine ausreichende Anzahl von Knochenzellen und eine hohe biologische Aktivität zur Produktion extrazellulärer Matrix notwendig.

Bruschit-($CaHPO_42H_2O$)-beschichtete Oberflächen werden routinemäßig in der Orthopädie aufgrund der osteokonduktiven Eigenschaften eingesetzt [14, 17]. Diese Oberfläche bietet einige Vorteile gegenüber dem Hydroxylapatit, wie z.B. höhere Ca^{2+}- und PO_4^{3-}-Konzentrationen [7], niedrige Produktionstemperaturen und die Möglichkeit, komplizierte Oberflächenstrukturen damit zu beschichten [19].

Die erste Phase der Osteointegration von zementfreien Implantaten erfolgt i.d.R. im Beisein von Antibiotika, die z.B. zur systemischen perioperativen Infektionsprophylaxe dienen. Andererseits werden heute auch zementfreie Implantatoberflächen mit antiinfektivem Schutz entwickelt, da die bakterielle Besiedlung der Oberfläche eine Voraussetzung für die fatale und problematische periprothetische Infektion darstellt [12]. Kürzlich veröffentlichte Studien benutzten osteokonduktive Substanzen wie Calciumphosphat als Medikamententräger [2–6, 15]. Dennoch wurde bisher nicht der Einfluss von Antibiotika auf die Funktion von Osteoblasten auf zementfreien Calciumphosphatoberflächen untersucht.

Wir vermuteten, dass bruschitbeschichtete Oberflächen auch unter lokal applizierten Antibiotika die Zellfunktionen der Osteoblasten unterstützen. Mit dieser Studie wurde die Biokompatibilität der LINK-HX-CaP-Beschichtung mit humanen Knochenzellen (hFOB 1.19) [9] unter Zugabe von hoch dosiertem Gentamycin untersucht.

Es wurden die Zellzahl, die Vitalität, die Aktivität der alkalischen Phosphatase (ALP) und die Gen-Expression von Kollagen I und ALP von humanen Osteoblasten ermittelt. Die Rasterelektronenmikroskopie (REM) wurde zur Beurteilung der Zellmorphologie durchgeführt. Wir haben außerdem eine mögliche Erholung der Zellen nach der Gentamycin-Exposition studiert.

Methoden und Material

Die humanen Osteoblasten wurden auf einer Titan-Endoprothesenoberfläche (15×1 mm, rund) mit der LINK-HX-CaP-Beschichtung bebrütet und dem Antibiotikum Gentamycin (25, 100, 400 µg/ml) für 48 Stunden ausgesetzt. Dann wurde für die zweite Messung das Antibiotikum entfernt und es erfolgte eine weitere Bebrütung für 48 Stunden, um eine Erholungssituation zu simulieren.

Oberflächen

Wir benutzten die LINK-HX-CaP-Beschichtung (Link GmbH, Hamburg) auf einer Titanscheibe. Diese Beschichtung wird auf kommerziell erhältlichen zementfreien Endoprothesen (CFP-Hüft-TEP, STAR-Sprunggelenk-TEP, Fa. Link, Hamburg) bereits verwendet. Die Beschichtung besteht überwiegend aus Bruschit und zu einem geringen Teil aus Hydroxylapatit (<5%). Der Ca/P-Quotient ist 1,1±0,1. Die Oberflächenstruktur zeigte feine nadelförmige Kristalle (Abb. 4.14a) mit einer Schichtdicke von 20 µm. Die unbeschichteten Prüfkörper wurden zum Vergleich getestet und waren gleich beschaffen wie die beschichteten Prüfkörper (Tab. 4.7).

Zellkultur

Humane Osteoblasten (hFOB 1.19) [9] wurden zur Testung herangezogen. Eine Serie von Zellen ohne Prüfkörper, d.h. nur auf dem Plastikboden der Schale kultiviert, wurde als Kontrolle

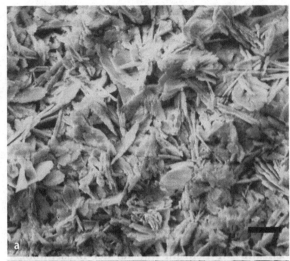
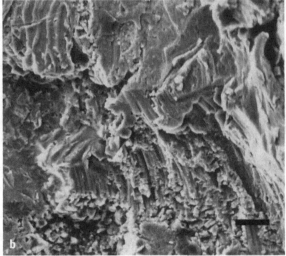

Abb. 4.14. a Bruschitbeschichtete Oberfläche ohne Zellen (bar = 10 μm). **b** Unbeschichtete Titanoberfläche ohne Zellen (bar = 10 μm).

Tabelle 4.7. Beschaffenheit der Titanlegierung

▌ Aluminium (Al)	5,5–6,75%
▌ Vanadium (V)	3,5–4,5%
▌ Eisen (Fe)	0,3% max.
▌ Sauerstoff (O$_2$)	0,2% max.
▌ Stickstoff (N$_2$)	0,05% max.
▌ Wasserstoff (H$_2$)	0,015% max.
▌ Titan (Ti)	88,1% min.
▌ Kohlenstoff (C)	0,08% max.

verwendet. Die Prüfkörper waren 15 mm im Durchmesser und 1 mm dick, sodass sie optimal in die Vertiefungen der Kulturschale passten. Das Medium wurde alle 2 Tage erneuert

und bestand aus Ham's F12/Dulbecco's Modified Eagle's Medium mit 10% Hitze inaktiviertem fetalen Kälberserum (Biochrom, Berlin) ohne Zusatz von Antibiotika.

Gentamycin

Das Antibiotikum wurde später dem Kulturmedium zugesetzt, um eine ungestörte Anheftung der Zellen auf der Prüfkörperoberfläche zu garantieren.

Gencin (Curasan, Kleinostheim, Germany) enthielt 0,04 g/ml Gentamycinsulfat. Konzentrationen von 25, 100 und 400 μg/ml wurden mit dem Kulturmedium hergestellt. Die Gentamycinkonzentration widerspiegelte In-vivo-Bedingungen nach lokaler Antibiotikagabe. Es wurde über lokale Konzentrationen bis 600 μg/ml in den ersten postoperativen Tagen berichtet [10, 13, 20]. Die Exposition mit dem Gentamycin betrug 6 Stunden.

Rasterelektronenmikroskopie (REM)

Die Zellen wurden auf die entsprechende Oberfläche aufgebracht. Nach Konfluenz erfolgte die Inkubation mit Gentamycin (25, 100 und 400 μg/ml) für 6 Stunden, danach wurde eine weitere Inkubation für 12 Tage durchgeführt.

Die Zellen wurden mit PBS gewaschen (4 °C) und mit 6,25% Glutaraldehyd für 15 Minuten fixiert und mit Aceton dehydriert, kritisch punktgetrocknet (CPD 030 BAL-TEC, Balzers, Liechtenstein) sowie mit Goldpartikeln bedampft (automatic coater K550, EMITECH, Kent, United Kingdom). Die Darstellung erfolgte mit einem Elektronenmikroskop DSM 960A (Carl Zeiss, Jena, Germany).

Zellzahl

Die Zellzahl wurde mit dem automatischen Zellzähler CASY 1 TTC (Schärfe System, Reutlingen) bestimmt, nachdem die Zellen von der Oberfläche abtrypsiniert worden waren.

Zellvitalität

Die Zellvitalität wurde mit dem WST-1 Test (Roche Diagnostics GmbH, Penzberg, Germany) durchgeführt. Dabei wurde ein Farbstoff von lebenden Zellen umgesetzt und photometrisch bestimmt [11].

Alkalische Phosphatase (ALP)

Die alkalische Phosphatase wurde auf einer p-Nitrophenol-Basis bestimmt. Eine Probe wurde auch zur Proteinmengenbestimmung benutzt [1].

Reverse-Transkriptase-Polymerase-Ketten-Reaktion (RT-PCR)

Die Zellen wurden bis zur Konfluenz inkubiert, danach mit Gentamycin belastet. Eine weitere Inkubation erfolgte 13 Tage lang. Dann wurde die totale RNA der hFOB-Zellen mit dem NucleoSpin isolation kit (Macherey-Nagel, Düren, Germany) isoliert. Die Normung erfolgte mit dem Elongation-Factor-1α-(EF1α-)Gen. Die entsprechenden Primer (Operon Biotechnologies, Köln) wurden aus der Literatur ausgewählt [16, 18] (Tab. 4.8). Die Bedingungen für die Amplifikation von EF1α mRNA waren 94°C für 3 min gefolgt von 24 Zyklen bei 54°C für 45 s, und schließlich 72°C für 3 min. Die Bedingungen für Kollagen-I-mRNA waren 94°C für 3 min, gefolgt von 25 Zyklen bei 52°C für 45 s, und zuletzt 72°C für 3 min. Die Bedingungen für ALP-mRNA waren 94°C für 3 min, gefolgt von 37 Zyklen bei 51°C für 45 s, und schließlich 72°C für 3 min.

Es folgte eine semiquantitative densitometrische Analyse der PCR-Produkte mit der Bio-1D Windows Software, genormt nach EF1α (Tab. 4.8).

Statistik

Die Daten wurden mit SPSS 12.0 für Windows (Lead Technologies, Chicago) ausgewertet. Der ANOVA-Test, gefolgt vom Dunnett-post-hoc-Test wurde zur Beurteilung der Signifikanz berechnet. Ein $p < 0,05$ wurde als signifikant erachtet.

Alle Experimente wurden zweifach mit je drei Proben durchgeführt.

Ergebnisse

REM. Die REM-Bilder zeigten konfluente Zellen auf allen Proben. Es wurde keine Lösung oder Absprengung von Bruschitpartikeln beobachtet. Der Zellrasen schien auf der Bruschitoberfläche deutlicher ausgeprägt zu sein als auf der Titanoberfläche. Die Belastung mit Gentamycin 400 µg/ml reduzierte tendenziell die Extrazellulärmatrix auf der Titanoberfläche, aber nicht auf der Bruschitoberfläche (Abb. 4.14–4.16).

Zellzahl. Die Zellzahl war auf der Bruschitoberfläche im Vergleich zur Plastikkontrolle um die Hälfte erniedrigt. Die Proben auf der Titanoberfläche zeigten ähnliche Werte wie die Plastikkontrolle, auch nach einer Belastung mit Gentamycin.

Die zweite Messung nach 48 Stunden demonstrierte keine Erholung der Zellzahlen bei der Bruschit- und Titanoberfläche im Vergleich mit der Plastikkontrolle (Abb. 4.17).

Zellvitalität. Die Vitalität (adaptiert an die Zellzahl) war zu 50% reduziert auf Bruschit im Vergleich zu Titan und Plastik. Die Belastung mit Gentamycin (25, 100 und 400 µg/ml) hatte keinen unmittelbaren zusätzlichen negativen Effekt (Abb. 4.18). In der zweiten Messung („Erholungsphase" nach Gentamycinbelastung) zeigte sich eine geringere Vitalität bei der Bruschitgruppe mit Antibiotika.

Alkalische Phosphatase. Die Belastung mit Gentamycin führte zu einer Reduktion um ein Drittel der Aktivität von alkalischer Phosphatase bei allen Proben (Abb. 4.19). Die Proteinmengen waren

Tabelle 4.8. Primer-Gen-Sequenzen

Gen	Primer Sequenz: sense/antisense	Produkt Größe (bp)	Literatur
Kollagen I	5′-GGACACAATGGATTGCAAGG-3′ 5′-TAACCACTGCTCCACTCTGG-3′	461	[16]
ALP	5′-TGGAGCTTCAGAAGCTCAACACCA-3′ 5′-ATCTCGTTGTCTGAGTACCAGTCC-3′	453	[18]
EF1α	5′-AGGTGATTATCCTGAACCATCC-3′ 5′-AAAGGTGGATAGTCTGAGAAGC-3′	235	

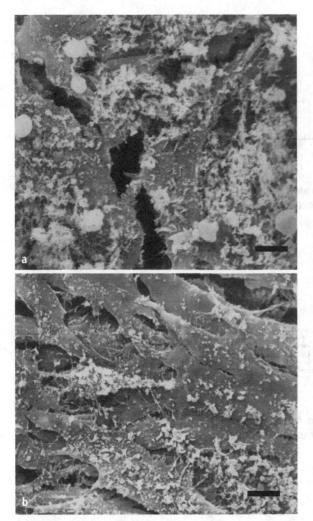

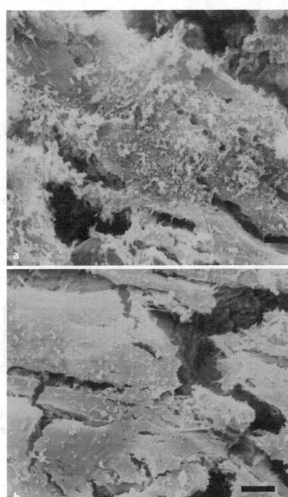

Abb. 4.15. a Bruschitoberfläche mit Zellrasen und Calciumphosphatablagerungen (bar = 10 μm). **b** Unbeschichtete Titanoberfläche mit Zellrasen und Calciumphosphatablagerungen (bar = 10 μm).

Abb. 4.16. a Bruschitoberfläche mit Gentamycinbelastung mit 400 μg/ml für 6 Stunden (bar = 10 μm). **b** Unbeschichtete Titanoberfläche mit Gentamycinbelastung mit 400 μg/ml für 6 Stunden (bar = 10 μm).

bei der Plastikprobenkontrolle 359,5 ± 1,9 μg/ml, bei der Bruschitkontrolle 513 ± 31,3 μg/ml und bei der Titankontrolle 437,5 ± 14,6 μg/ml.

RT-PCR. Die semiquantitative Densitometrieanalyse zeigte eine Erhöhung der Werte bei Kollagen I, verglichen mit der Kontrolle auch nach Belastung mit dem Antibiotikum. Die Expression der ALP-mRNA war diskret reduziert auf Bruschit, verglichen mit der Kontrolle. Die Belastung mit Gentamycin hatte keinen zusätzlichen Effekt auf die ALP-mRNA-Expression. Die unbeschichteten Titanproben zeigten eher geringere Werte für die Kollagen-I- und ALP-mRNA-Expression (Abb. 4.20, 4.21).

▌ Diskussion

Aktuell gibt es Bestrebungen, zementfreie Endoprothesenoberflächen mit einem Antibiotikum zu versehen, um einen besseren lokalen Infektschutz zu erhalten, analog zu Prothesen mit antibiotikahaltigem Knochenzement [12]. Jedoch ist bisher kaum untersucht, ob und wie eine lokale Antibiotikabelastung die Osteointegration der Implantate auf zellulärer Ebene beeinflusst. Trotz der großen Erfahrung im Umgang mit Gentamycin bestehen Unklarheiten in der Rolle des Antibiotikums nach lokaler Gabe [21] in Verbindung mit orthopädisch-traumatologischen Implantaten.

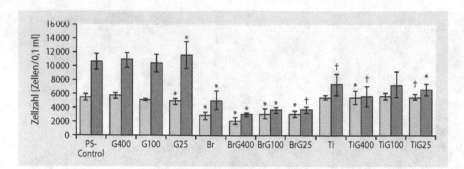

Abb. 4.17. Der erste Wert zeigt die Ergebnisse direkt nach 6 Stunden Belastung, der zweite Wert die Erholungsphase nach 48 Stunden Inkubation ohne Gentamycin. p < 0,05 versus (*) Plastikkontrolle und Bruschitkontrolle (◇).

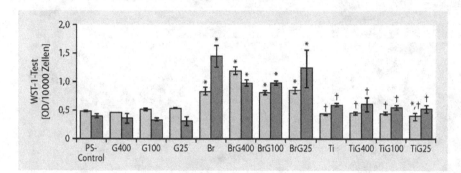

Abb. 4.18. Zellvitalität. Der erste Wert zeigt die Ergebnisse direkt nach 6 Stunden Belastung, der zweite Wert die Erholungs-phase nach 48 Stunden Inkubation ohne Gentamycin. p < 0,05 versus (*) Plastikkontrolle und Bruschitkontrolle (◇).

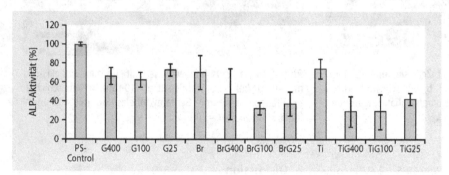

Abb. 4.19. Aktivität der alkalischen Phosphatase auf die Proteinmenge normiert (alle Werte waren signifikant versus Plastikkontrolle).

Haleem et al. [8] zeigten, dass eine systemische Gabe von Gentamycin keinen Effekt auf die Knochenheilung hatte im Gegensatz zu Gyrasehemmern. Dennoch ist zu bedenken, dass systemische Gaben nicht die hohen Konzentrationen erreichen, wie sie nach lokalen Antibiotikagaben vorhanden sind.

Daher wurden mit dieser Studie die Vitalität und die Funktion humaner Osteoblasten auf einer bruschitbeschichteten Endoprothesen-

oberfläche nach Gentamycinbelastung überprüft.

In den rasterelektronischen Aufnahmen der Bruschitoberfläche schien eine hohe Belastung mit Gentamycin keinen wesentlichen negativen Effekt auf den Zellrasen mit humanen Osteoblasten zu haben. Dies wurde durch die Ergebnisse der Zellvitalität bestätigt. Eine Erholung der Zellen war jedoch nach Belastung mit Gentamycin geringer ausgeprägt.

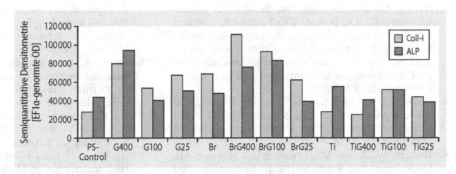

Abb. 4.20. Semiquantitative Analyse der Kollagen-I- und ALP-Gen-Expression genormt anhand des EF1α.

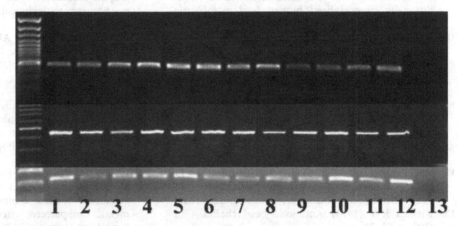

Abb. 4.21. Gel-Elektrophorese mit Kollagen I, ALP, EF1α. 1 = Plastikkontrolle, 2 = G400, 3 = G100, 4 = G25, 5 = Br, 6 = BrG400, 7 = BrG100, 8 = BrG25, 9 = Ti, 10 = TiG400, 11 = TiG100, 12 = TiG25, 13 = Negativkontrolle.

Die Zellanheftung auf Bruschit war deutlich reduziert im Vergleich mit der Titangruppe, unabhängig von einer Gentamycinbelastung. Die Aktivität der alkalischen Phosphatase reduzierte sich nach einer Exposition mit Gentamycin auch auf der Plastikoberfläche. Dies korrelierte gut mit der Gen-Expressionsanalyse.

Bisherige klinische Untersuchungen zeigten gute bis sehr gute Ergebnisse der zementfreien Endoprothesen mit der LINK-HX-CaP-Beschichtung [14]. In vitro führte eine Zugabe von hoch dosiertem Gentamycin, insbesondere > 100 μg/ml für 6 Stunden zu einer geringen Reduktion der osteoblastären Funktion. Daher kann ebenso in vivo ein negativer Effekt angenommen werden. Ob dies die mittel- bis langfristige Osteointegration der LINK-HX-CaP-Oberfläche in Gegenwart von lokal appliziertem Gentamycin beeinflusst, sollte in weiteren In-vivo-Studien geklärt werden.

▮ Literatur

1. Bradford MM (1976) A rapid and sensitive method for the quantitation of microgram quantities of protein utilizing the principle of protein-dye binding. Anal Biochem 72:248–254
2. Campbell AA, Song L, Li XS, Nelson BJ, Bottoni C, Brooks DE, DeJong ES (2000) Development, characterization, and anti-microbial efficacy of hydroxyapatite-chlorhexidine coatings produced by surface-induced mineralization. J Biomed Mater Res 53:400–407
3. Darouiche RO, Farmer J, Chaput C, Mansouri M, Saleh G, Landon GC (1998) Anti-infective efficacy of antiseptic-coated intramedullary nails. J Bone Joint Surg Am 80:1336–1340
4. Darouiche RO, Green G, Mansouri MD (1998) Antimicrobial activity of antiseptic-coated orthopaedic devices. Int J Antimicrob Agents 10:83–86
5. Darouiche RO (2003) Antimicrobial approaches for preventing infections associated with surgical implants. Clin Infect Dis 36:1284–1289

6. DeJong ES, DeBerardino TM, Brooks DE, Nelson BJ, Campbell AA, Bottoni CR, Pusateri AE, Walton RS, Guymon CH, McManus AT (2001) Antimicrobial efficacy of external fixator pins coated with a lipid stabilized hydroxyapatite/chlorhexidine complex to prevent pin tract infection in a goat model. J Trauma 50:1008–1014

7. Ducheyne P, Radin S, King L (1993) The effect of calcium phosphate ceramic composition and structure on in vitro behavior. I. Dissolution. J Biomed Mater Res 27:25–34

8. Haleem AA, Rouse MS, Lewallen DG, Hanssen AD, Steckelberg JM, Patel R (2004) Gentamicin and vancomycin do not impair experimental fracture healing. Clin Orthop Relat Res 22–24

9. Harris SA, Enger RJ, Riggs BL, Spelsberg TC (1995) Development and characterization of a conditionally immortalized human fetal osteoblastic cell line. J Bone Miner Res 10:178–186

10. Hendriks JG, Neut D, van Horn JR, van der Mei HC, Busscher HJ (2003) The release of gentamicin from acrylic bone cements in a simulated prosthesis-related interfacial gap. J Biomed Mater Res B Appl Biomater 64:1–5

11. Ishiyama M, Tominaga H, Shiga M, Sasamoto K, Ohkura Y, Ueno K (1996) A combined assay of cell viability and in vitro cytotoxicity with a highly water-soluble tetrazolium salt, neutral red and crystal violet. Biol Pharm Bull 19:1518–1520

12. Kanellakopoulou K, Giamarellos-Bourboulis EJ (2000) Carrier systems for the local delivery of antibiotics in bone infections. Drugs 59:1223–1232

13. Klemm KW (1993) Antibiotic bead chains. Clin Orthop 63–76

14. Kofoed H (2004) Scandinavian Total Ankle Replacement (STAR). Clin Orthop Relat Res 73–79

15. Lazarettos J, Efstathopoulos N, Papagelopoulos PJ, Savvidou OD, Kanellakopoulou K, Giamarellou H, Giamarellos-Bourboulis EJ, Nikolaou V, Kapranou A, Papalois A, Papachristou G (2004) A bioresorbable calcium phosphate delivery system with teicoplanin for treating MRSA osteomyelitis. Clin Orthop 253–258

16. Lomri A, Fromigue O, Hott M, Marie PJ (1999) Genomic insertion of the SV-40 large T oncogene in normal adult human trabecular osteoblastic cells induces cell growth without loss of the differentiated phenotype. Calcif Tissue Int 64:394–401

17. McAfee PC, Cunningham B, Holsapple G, Adams K, Blumenthal S, Guyer RD, Dmietriev A, Maxwell JH, Regan JJ, Isaza J (2005) A prospective, randomized, multicenter Food and Drug Administration investigational device exemption study of lumbar total disc replacement with the CHARITE artificial disc versus lumbar fusion: part II: evaluation of radiographic outcomes and correlation of surgical technique accuracy with clinical outcomes. Spine 30:1576–1583

18. Pittenger MF, Mackay AM, Beck SC, Jaiswal RK, Douglas R, Mosca JD, Moorman MA, Simonetti DW, Craig S, Marshak DR (1999) Multilineage potential of adult human mesenchymal stem cells. Science 284:143–147

19. Redepenning J, Schlessinger T, Burnham S, Lippiello L, Miyano J (1996) Characterization of electrolytically prepared brushite and hydroxyapatite coatings on orthopedic alloys. J Biomed Mater Res 30:287–294

20. Wahlig H, Dingeldein E, Buchholz HW, Buchholz M, Bachmann F (1984) Pharmacokinetic study of gentamicin-loaded cement in total hip replacements. Comparative effects of varying dosage. J Bone Joint Surg Br 66:175–179

21. Zalavras CG, Patzakis MJ, Holtom P (2004) Local antibiotic therapy in the treatment of open fractures and osteomyelitis. Clin Orthop Relat Res 86–93

■ Sachverzeichnis

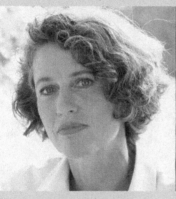
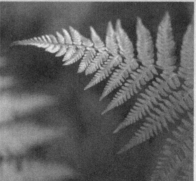
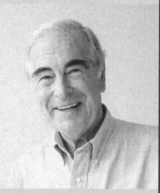
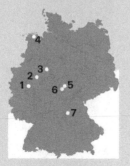

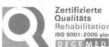

Druck: Krips bv, Meppel, Niederlande
Verarbeitung: Stürtz, Würzburg, Deutschland

Printed in the United States
By Bookmasters